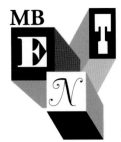

編集企画にあたって……

　前庭リハビリテーションは，前庭系の機能障害により低下したバランスパフォーマンスの回復と維持さらには生活活動の向上をめざした，平衡機能を再獲得するための治療的介入であり，主には慢性化しためまい・平衡障害に対して行われています．近年，質の高いエビデンスの蓄積によるシステマティックレビューが数多くなされており，米国の耳鼻咽喉科頭頸部外科学会からは前庭リハビリテーションに関する position statement が表明され，また，米国の理学療法科分野では治療ガイドラインが作成され，国際的にめまい平衡障害の治療法のひとつとして確立されてきています．最近，日本めまい平衡医学会から「前庭リハビリテーションガイドライン 2024 年版」が刊行され，治療メカニズムに基づいたトレーニング法がガイダンスされており，我が国においても，めまい診療の治療モダリティのひとつとして認識されつつあります．これからの前庭リハビリテーションには標準的な治療として広く実施され，効果も最大限に発揮されることが求められています．

　そのような背景を踏まえ，今回いただいた「実践！めまいに効く前庭リハビリテーション」のテーマに関して，さまざまな医療施設で役立つ前庭リハビリテーションのすべてを紹介できるよう編集企画し，同ガイドライン作成委員を主体に，前庭リハビリテーション診療に豊富な経験を有するエキスパートの先生方に執筆を依頼し解説いただきました．前庭リハビリテーションに関する最新の情報と知見，動向を幅広く網羅する編成となっています．

　はじめに，前庭リハビリテーションの本質としくみを学ぶために，治療目的とメカニズムについて，そして同リハビリテーションの現在地を知るため，歴史的経緯と現況について，基調となる解説をいただきました．次に，最近発刊された同診療ガイドラインの内容を紹介いただき，効率的に理解するためにそのエッセンスをまとめていただきました．引き続いて，医療施設や診療体制によって活用法に違いがあることから，病院とクリニックそれぞれの立場から治療ポイントを説明いただき，工夫やコツ，限界などについても言及いただいています．また，めまい・平衡障害の病態に拠ってトレーニング選別を要することから，今回，めまい病態を持続するめまいと反復するめまいに大きく分けて，さらに機能性めまいを別の病態ジャンルとしてあげ，リハビリテーションの治療戦略について病態・疾患別に詳説いただきました．最後には，これからの新しい治療手段として医療支援機器（感覚代行技術やバイオフィードバック法，仮想・拡張現実，ニューロモデュレーション方式，オンラインなど）を用いるリハビリテーションの有用性と適用性，今後の展望について解説いただいています．

　前述したように，前庭リハビリテーションに対してわれわれ耳鼻咽喉科医の認識が高まり注目が集まりつつありますが，その活用は十分とはいえず，普及もいまだ途上にある現状です．本特集が，前庭リハビリテーションに対する読者の理解をますます深め，さまざまな医療施設でのめまい診療に活用いただけることになれば，そして，めまいの標準治療としての普及促進の一助となれば，この上ない喜びです．

　最後に，本企画にご高配をいただきました編集主幹の先生方ならびに関係の方々，また，本特集の趣旨をご理解のうえ執筆いただきました先生方に深く感謝申し上げます．

2025 年 1 月

山中敏彰

KEY WORDS INDEX

和　文

あ行
一側前庭障害　*52*
延髄外側梗塞　*73*
オプソクローヌス　*73*
オンライン診療　*82*

か行
ガイドライン　*13*
活動と参加　*21*
感覚代行　*1,59,82*
クリニック　*29*
国際生活機能分類　*21*

さ行
視運動性刺激　*47*
システマティックレビュー　*13*
視性めまい　*47*
持続性知覚性姿勢誘発めまい　*52*
重心動揺　*47*
小脳反復経頭蓋磁気刺激　*73*
振動触覚フィードバック　*59*
生活の質　*5*
前庭系　*82*
前庭障害　*13*
前庭神経核　*73*
前庭代償不全　*41*
前庭適応　*1*
前庭電気刺激　*65*
前庭リハビリテーション
　　　1,5,13,21,29,41,47,52,65

た行
代償不全　*52*
体平衡　*65*
多職種協働　*21*
脱抑制　*73*
聴覚フィードバック　*59*
電気触覚フィードバック　*59*
動的前庭代償　*1*
頭部傾斜感覚適正化装置　*59*

な・は行
慣れ　*1*
新潟 PPPD 問診票　*52*
バーチャルリアリティ　*82*
平衡障害　*29*
片側前庭障害　*41*

ま行
末梢前庭障害　*5*
慢性めまい　*41*
めまい　*13,29,65,82*

ら行
ランダム化比較試験　*5*
理学療法士　*13,21,41*
リハビリテーション　*82*
リハビリテーションパンフレット
　　　29
両側前庭障害　*59,65*

欧　文

A・B
activities & participation　*21*
auditory biofeedback　*59*
balance disorder　*29*
bilateral vestibulopathy　*59,65*

C
Cawthorne　*5*
cerebellar repetitive transcranial
　　magnetic stimulation　*73*
chronic dizziness　*41*
clinic　*29*
Cooksey　*5*

D・E
disinhibition　*73*
dizziness　*13,65,82*
dynamic vestibular compensation
　　　1
electrotactile biofeedback　*59*

G・H・I
galvanic vestibular stimulation
　　　65
guideline　*13*
GVS　*65*
habituation　*1*
International Classification of
　　Functioning, Disability and
　　Health　*21*

L・M・N
lateral medullary infarction　*73*
multi-professional collaboration
　　　21
Niigata PPPD Questionnaire　*52*

NPQ　*52*

O
ocular flutter　*73*
OKS　*47*
opsoclonus　*73*
optokinetic stimulation　*47*

P
peripheral vestibular disorder　*5*
persistent postural- perceptual
　　dizziness　*52*
physical therapist(s)　*21,41*
physiotherapist　*13*
postural stability　*65*
posturography　*47*
PPPD　*52*

Q・R
QOL　*5*
quality of life　*5*
randomized controlled trial　*5*
RCT　*5*
rehabilitation　*82*
rehabilitation pamphlet　*29*

S・T・U
sensory substitution　*1,59,82*
systematic review　*13*
telemedicine　*82*
tilt perception adjustment device
　　　59
TPAD　*59*

U
un-compensation　*52*
unilateral vestibular disorder　*41*
unilateral vestibulopathy　*52*

V
vertigo　*29*
vestibular adaptation　*1*
vestibular decompensation　*41*
vestibular hypofunction　*13*
vestibular nucleus　*73*
vestibular rehabilitation
　　　1,5,13,21,29,41,47,52,65
vestibular system　*82*
vibrotactile biofeedback　*59*
virtual reality　*82*
visual vertigo　*47*

WRITERS FILE ライターズファイル（50音順）

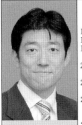

青木 光広
（あおき みつひろ）

- 1990年 岐阜大学卒業
- 1995年 同大学大学院修了
- 1996〜98年 英国立神経内科・神経外科病院留学
- 2013年 岐阜大学耳鼻咽喉科，臨床教授
- 2019年 同大学病院医療情報部，部長（併任）
- 2021年 大垣徳洲会病院耳鼻咽喉科頭頸部外科・めまい難聴センター，部長
- 2024年 同病院，副院長

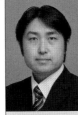

佐藤 豪
（さとう ごう）

- 1999年 徳島大学卒業 同大学耳鼻咽喉科入局
- 2007年 同科，助教
- 2008年 同大学大学院修了
- 2009年 屋島総合病院耳鼻咽喉科
- 2012〜13年 ニュージーランド，オタゴ大学留学
- 2014年 徳島大学耳鼻咽喉科・頭頸部外科，講師
- 2022年 同，准教授

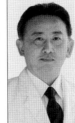

伏木 宏彰
（ふしき ひろあき）

- 1990年 富山医科薬科大学卒業
- 1994年 同大学大学院博士課程修了 同大学医学部，助手
- 1995年 米国オレゴンヘルスサイエンス大学 留学
- 2009年 富山大学附属病院，講師
- 2012年 同，診療教授（併任）
- 2013年 済生会高岡病院，部長 目白大学保健医療学部言語聴覚学科，教授
- 2015年 同大学耳科学研究所クリニック，院長（併任）

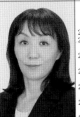

亀井 千晴
（かめい ちはる）

- 2006年 愛知医科大学卒業
- 2008年 一宮市立市民病院耳鼻咽喉科
- 2009年 総合大雄会病院耳鼻咽喉科
- 2012年 名古屋市立大学病院耳鼻咽喉・頭頸部外科
- 2013年 豊橋市民病院耳鼻咽喉科
- 2017年 総合大雄会病院耳鼻咽喉科
- 2018年 総合犬山中央病院耳鼻咽喉科，副部長

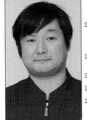

塩崎 智之
（しおざき ともゆき）

- 2007年 鹿児島大学医学部保健学科理学療法学専攻卒業 社会医療法人共愛会戸畑リハビリテーション病院リハビリテーション科
- 2014年 医療法人友紘会西大和リハビリテーション病院リハビリテーション科
- 2016年 畿央大学大学院健康科学専攻修士課程修了
- 2017年 奈良県立医科大学耳鼻咽喉・頭頸部外科教室，助教
- 2023年 同大学大学院医学研究科博士課程修了 同大学耳鼻咽喉・頭頸部外科教室，講師

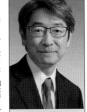

堀井 新
（ほりい あらた）

- 1989年 徳島大学卒業
- 1994年 大阪大学大学院博士課程修了 大阪通信病院耳鼻咽喉科
- 1997年 同大学医学部，助手
- 1998〜2000年 ニュージーランド，オタゴ大学医学部薬理学教室留学
- 2006年 大阪大学医学部，講師
- 2009年 市立吹田市民病院耳鼻咽喉科，部長
- 2013年 国立病院機構大阪医療センター耳鼻咽喉科科長
- 2015年 新潟大学医学部耳鼻咽喉・頭頸部外科，教授

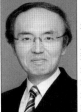

肥塚 泉
（こいづか いずみ）

- 1981年 聖マリアンナ医科大学卒業 大阪大学耳鼻咽喉科入局
- 1988年 同科，助手
- 1990年 米国ピッツバーグ大学耳鼻咽喉科留学
- 1992年 大阪大学耳鼻咽喉科，学内講師
- 1994年 東大阪市立中央病院耳鼻咽喉科，部長
- 1995年 聖マリアンナ医科大学耳鼻咽喉科，講師
- 1997年 同，助教授
- 2000年 同，主任教授
- 2022年 同，特任教授

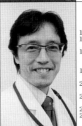

城倉 健
（じょうくら けん）

- 1990年 横浜市立大学卒業
- 1992年 同大学附属病院神経内科
- 1994年 松戸市立福祉医療センター東松戸病院神経内科
- 1996年 横浜市立大学附属浦舟病院神経内科
- 2000年 同大学附属市民総合医療センター
- 2002年 平塚共済病院神経内科，部長
- 2005年 同，脳卒中センター長
- 2014年 横浜市立脳卒中・神経脊椎センター，副病院長

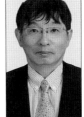

山田 理
（やまだ おさむ）

- 1986年 鳥取大学卒業 同大学耳鼻咽喉科入局
- 1990年 松江市立病院耳鼻咽喉科
- 1991年 鳥取県立中央病院耳鼻咽喉科
- 1992年 公立社総合病院耳鼻咽喉科，医長
- 2004年 岸和田徳洲会病院耳鼻咽喉科，部長
- 2011年 隈病院頭頸部外科
- 2014年 大阪市立総合病院耳鼻咽喉科，医長
- 2015年 おがわ耳鼻咽喉科，副院長

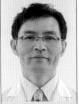

五島 史行
（ごとう ふみゆき）

- 1994年 慶應義塾大学卒業 同大学耳鼻咽喉科入局
- 1999年 ドイツ，ミュンヘン大学生理学教室留学
- 2001年 東京医科大学生理学教室国内留学
- 2002年 慶應義塾大学大学院修了 同大学医学部，助手
- 2004年 日本大学板橋病院心療内科，研究員
- 2008年 日野市立病院耳鼻咽喉科，部長
- 2014年 独立行政法人国立病院機構東京医療センター聴覚平衡覚障害部平衡覚障害室，室長
- 2018年 東海大学耳鼻咽喉科，准教授
- 2024年 同，教授

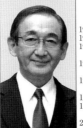

武田 憲昭
（たけだ のりあき）

- 1981年 大阪大学卒業
- 1986年 同大学大学院修了
- 1987年 同大学耳鼻咽喉科，助手
- 1988〜89年 米国ベイラー医科大学耳鼻咽喉科留学
- 1994年 大阪大学耳鼻咽喉科，講師
- 1997年 同，助教授
- 1999年 徳島大学耳鼻咽喉科，教授
- 2022年 同大学，名誉教授

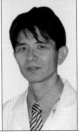

山中 敏彰
（やまなか としあき）

- 1988年 奈良県立医科大学卒業 同大学耳鼻咽喉科入局
- 1994年 奈良県立医科大学大学院修了 同大学，助手
- 1997〜98年 英国エジンバラ大学神経科学センター
- 2000年 奈良県立医科大学，講師
- 2005〜06年 米国ウィスコンシン大学外科学教室神経耳科・頭頸部外科分野
- 2009年 同，准教授
- 2016年 同，めまいセンター病院教授
- 2022年 近畿大学医学部耳鼻咽喉・頭頸部外科学，教授（臨床）

CONTENTS

実践！めまいに効く前庭リハビリテーション

前庭リハビリテーションの目的とメカニズム ……………………… 武田　憲昭　**1**

前庭リハビリテーションのメカニズムには，動的前庭代償の促進，前庭脊髄反射や前庭動眼反射の適応，感覚代行と感覚情報の重み付けの変化，慣れの誘導がある．

前庭リハビリテーションの歴史と現状 ………………………… 肥塚　泉　**5**

前庭リハビリテーションは，1940年代にCawthorneとCookseyによって考案され，現在でもめまい患者のQOLを向上させる有効な治療法である．

前庭リハビリテーションガイドライン2024年版の解説と活用法 ……… 伏木　宏彰　**13**

ガイドラインは前庭リハビリテーションの4つの原理，対象者，評価方法，段階的な訓練方法，11のCQについて推奨を提示．訓練を指導するうえで必携・必読・必修の1冊である．

病院で行う前庭リハビリテーション ………………………… 塩崎　智之ほか　**21**

病院で行う前庭リハビリテーションは理学療法士など多職種の協力により診断から治療まで効果的に実施される．

クリニックにおける前庭リハビリテーション ………………… 山田　理ほか　**29**

一般耳鼻咽喉科クリニックにおけるめまい診療の現状と課題は，診断の正確さがリハビリテーション成功の鍵であり，リソースの制約がオンライン支援の重要性を増している．

持続するめまいに対する前庭リハビリテーション ……………… 青木　光広ほか　**41**

持続するめまいに対する前庭リハビリテーションを患者自身が継続的に実施できるように医療従事者がともに治療していく姿勢を患者にみせることが重要である．

編集企画／山中敏彰
近畿大学教授

Monthly Book ENTONI　No. 307／2025. 3　目次

編集主幹／曾根三千彦　香取幸夫

誘発されるめまいに対する前庭リハビリテーション ……………………… 五島　史行　47

前庭リハビリテーションのうち慣れを誘導する視運動性刺激によるリハビリテーションはめまい症状の改善効果には十分なエビデンスはない.

PPPD に対する前庭リハビリテーション ……………………… 堀井　新　52

PPPD では症状誘発のため前庭リハビリテーション導入困難例が多く, 一側前庭機能障害に比べ有効率は低い可能性が高い. 効果予測因子の探索と導入のための補助療法の開発が望まれる.

感覚代行を用いた前庭リハビリテーション ……………………… 佐藤　豪　59

感覚代行は, 難治性前庭障害患者のリハビリテーションに有効で, 様々な感覚代行デバイスが報告されており, 今後の発展, 実用化が期待されている.

ノイズ前庭電気刺激(GVS)による末梢前庭障害の治療 ……………… 亀井　千晴ほか　65

ノイズ前庭電気刺激は, 微弱な電流刺激によって両側前庭障害患者の残存する前庭機能を底上げし, 両側前庭障害患者の体平衡機能を改善させる. 前庭リハビリテーションとの併用については, 相乗効果はみられないことから, 実用にあたっては, 日常生活における体平衡機能の改善を目的として使用するのが現実的である.

小脳への反復経頭蓋磁気刺激による平衡障害の治療 ……………… 城倉　健　73

慢性中枢性めまいには, 平衡を維持する脳幹反射の小脳からの脱抑制で生じるものがある. 小脳を反復経頭蓋磁気刺激で賦活すると, こうしためまいは軽減する.

前庭リハビリテーションの将来展望 ……………………… 山中　敏彰　82

オンラインや保険診療など医療インフラの整備が進み, 前庭リハビリテーションが医療資源や医療圏にかかわらず, スタンダード治療として広く行われることが今後望まれる.

Key Words Index ……………………… 前付 2
Writers File ……………………… 前付 3
FAX 専用注文書 ……………………… 91
FAX 住所変更届け ……………………… 92
バックナンバー在庫一覧 ……………………… 93
Monthly Book ENTONI 次号予告 ……………… 94

【ENTONI®（エントーニ）】
ENTONIとは「ENT」（英語のear, nose and throat：耳鼻咽喉科）にイタリア語の接尾辞 ONE の複数形を表す ONI をつけ, 耳鼻咽喉科領域を専門とする人々を示す造語.

前付 5

Monthly Book ENTONI エントーニ

好評書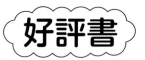

No.288・300 定価 2,860 円（本体 2,600 円＋税）
No.256・267 定価 2,750 円（本体 2,500 円＋税）

めまい
―診断と鑑別のポイント―

No. 300（2024年8月号）
編集企画／堤　剛（東京医科歯科大学教授）

外来で診る頻度の高い疾患、近年注目されている疾患を取り上げ、診断基準・治療法など解説

- 良性発作性頭位めまい症
- メニエール病の診療
  －国内外の診断基準とガイドラインの比較－
- 前庭神経炎
- 上半規管裂隙症候群
- 前庭性片頭痛
- 前庭性発作症
- 起立性調節障害
- 先天性眼振
- 持続性知覚性姿勢誘発めまい（PPPD）
- 中枢性めまい

めまい検査を活用しよう
―適応と評価―

No. 288（2023年9月号）
編集企画／堀井　新（新潟大学教授）

多岐にわたるめまいの原因を特定するために欠かせない検査を詳述

- 問診票
- 回転検査
- 温度刺激検査
- ビデオヘッドインパルス検査
- 前庭誘発筋電位
- 重心動揺検査
- 自覚的視性垂直位
- 内リンパ水腫推定検査
- 画像検査
- VOG〜適応と評価、市販機種の特徴について〜

"めまい"を訴える患者の診かた

No. 267（2022年2月号）
編集企画／角南貴司子（大阪市立大学教授）

各検査による診断方法、診断基準からの鑑別など詳しく解説

- 救急におけるめまいを訴える患者の診かた
- 頭痛を訴えるめまい患者の診かた
- めまいを訴える小児の診かた
- 耳鼻咽喉科疾患と高齢者（65歳以上）への対応―めまい―
- 難聴とめまいを訴える患者の診かた
- 持続する浮遊感を訴える患者の診かた
- 頭位性めまいを訴える患者の診かた
- 精神疾患を合併するめまいを訴える患者の診かた
- 外傷によるめまいを訴える患者の診かた

めまい・ふらつき
―QOL向上をめざした診療―

No. 256（2021年4月号）
編集企画／岩﨑真一（名古屋市立大学教授）

めまい・ふらつきを生じる疾患およびそれらの診断法、治療法についてまとめられた一冊

- めまい・ふらつきを生じる疾患（総論）
- めまい・ふらつきに対する診断のポイント
- めまい・ふらつきの鑑別に必要な検査
- めまい・ふらつきを生じる前庭疾患
- めまい・ふらつきを生じる中枢疾患
- めまいを生じる機能性疾患・精神疾患
- めまい・ふらつきを生じる全身疾患
- めまい・ふらつきに対する薬物治療
  ―適応のある薬剤の一覧―
- めまい・ふらつきに対するリハビリテーション治療
- めまい・ふらつきに対する新規治療

 全日本病院出版会　〒113-0033　東京都文京区本郷 3-16-4　Tel:03-5689-5989
www.zenniti.com　　Fax:03-5689-8030

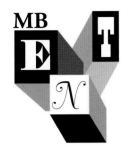

◆特集・実践！めまいに効く前庭リハビリテーション

前庭リハビリテーションの目的とメカニズム

武田憲昭*

Abstract 前庭リハビリテーションは，めまい・平衡障害による日常生活動作の低下を改善し，転倒リスクを軽減して円滑な社会活動を営めるようにする目的で，めまい症状の軽減，運動時の視線の安定化，姿勢の維持，歩行などの身体運動の円滑な遂行ができるようにデザインされた運動を反復する平衡訓練である．前庭リハビリテーションのメカニズムには，動的前庭代償の促進，前庭脊髄反射や前庭動眼反射の適応，感覚代行と感覚情報の重み付けの変化，慣れの誘導がある．

Key words 前庭リハビリテーション(vestibular rehabilitation)，動的前庭代償(dynamic vestibular compensation)，前庭適応(vestibular adaptation)，感覚代行(sensory substitution)，慣れ(habituation)

はじめに

前庭リハビリテーションは，慢性期の一側性末梢前庭障害を中心としためまい平衡障害の改善に有用で，質の高いエビデンスがある．しかし，前庭リハビリテーションとして様々な運動による訓練が行われているものの，それぞれの運動がどのようなメカニズムで何を改善するかについての解説が不足していた．そこで日本めまい平衡医学会は，2021年に平衡訓練/前庭リハビリテーションの基準を改訂し，メカニズムに基づいた前庭リハビリテーションの標準化した訓練方法を提案した[1]．この基準に基づき，日本めまい平衡医学会は前庭リハビリテーションガイドラインを2024年に出版した[2]．本稿では，前庭リハビリテーションの目的とメカニズムについて解説する．

前庭リハビリテーションの目的と対象

前庭リハビリテーションは，一側の末梢前庭機能低下により生じためまい・平衡障害による日常生活動作(ADL)の低下を改善し，転倒リスクを軽減して円滑な社会活動を営めるようにする目的で，めまい症状の軽減，運動時の視線の安定化，姿勢の維持，歩行などの身体運動の円滑な遂行ができるようにデザインされた運動を反復する訓練である．

前庭リハビリテーションの対象は主に慢性期の一側性末梢前庭障害患者である．急性期・亜急性期の末梢前庭障害患者，末梢前庭障害以外のめまい・平衡障害患者，慢性期の両側末梢前庭障害患者，加齢性前庭障害患者も前庭リハビリテーションの対象である．しかし，前庭機能が変動しているメニエール病の発作期，外リンパ瘻などの患者は対象としない．

前庭リハビリテーションのメカニズム

前庭リハビリテーションには，以下のメカニズムが関与している[3)~5)]．

1. 動的前庭代償(dynamic vestibular compensation)の促進

---

* Takeda Noriaki, 〒770-8503 徳島県徳島市蔵本町3-18-15 徳島大学，名誉教授

2．前庭脊髄反射（半規管脊髄反射）の適応（vestibular adaptation）の誘導
3．前庭動眼反射（半規管動眼反射）の適応の誘導
4．前庭脊髄反射（耳石器脊髄反射）の適応の誘導
5．感覚代行（sensory substitution）と感覚情報の重み付けの変化（感覚再重み付け，sensory reweighting）の誘導
6．慣れ（habituation）の誘導

なお，一側性末梢前庭障害の超急性期では静的前庭代償が進行するが，静的前庭代償は安静にしていても進行することから，前庭リハビリテーションのメカニズムに含まれない．また，前庭動眼反射の利得の低下を補う catch up saccade などの運動代行（behavior substitution）も，前庭リハビリテーションのメカニズムに含まれない．

1．動的前庭代償を促進する前庭リハビリテーション

1）運　動

(1) 頭部の動きを伴う歩行や加速・減速を伴う歩行を行う．

(2) 起立して歩行，方向転換や円周歩行を行う．

2）メカニズム

歩行により動的前庭代償が促進される[6]．動的前庭代償は健側の前庭情報により進行することから，歩行に半規管刺激（頭部の動き）や耳石器刺激（加速・減速を伴う歩行）を負荷すると，動的前庭代償がさらに促進される．円周歩行では，中心からの半径の違いにより内側の外側半規管と外側の外側半規管に異なる入力があり，直線歩行と比較して刺激強度が強くなる．

3）効　果

歩行の安定．

2．前庭脊髄反射（半規管脊髄反射）の適応を誘導する前庭リハビリテーション

1）運　動

頭部を pitch（上下垂直回転）または roll（左右傾斜回転）方向に動かしながらの歩行を行う．

2）メカニズム

姿勢制御は半規管脊髄反射のうち，主に前半規

管脊髄反射と後半規管脊髄反射で行われる．そのため，頭部を pitch または roll 方向に動かしながら前および後半規管を刺激する歩行により，半規管脊髄反射の適応を誘導することができる．

3）効　果

歩行の安定．

4）注意点

外側半規管からの出力は胸髄レベルまでであり，外側半規管脊髄反射は主に頸部の反射に関与している[7]．このことから，頭部を yaw 方向（左右水平回転）に動かしながら外側半規管を刺激する歩行では，半規管脊髄反射の適応を誘導できない．

3．前庭動眼反射（半規管動眼反射）の適応を誘導する前庭リハビリテーション

1）運　動

(1) 頭部を yaw または pitch 方向に回転させて固定視標を固視し，次に頭部と反対方向に yaw または pitch 方向に動く視標を固視する．ゆっくりとした頭部回転から開始し，次第に周波数を増加させて 1 Hz 以上の高周波数で頭部を回転させる．

(2) 固定視標を固視しながら歩行を行う．

2）メカニズム

(1) 網膜上の視標像のズレ（retinal slip）が大きいほど半規管動眼反射の適応が誘導されやすいため，固定指標よりも頭部と反対方向に動く視標を固視すると半規管動眼反射の適応が誘導されやすい[8]．適応の誘導には周波数特異性があるため，頭部回転の周波数を変化させる必要がある[9]．1 Hz までの指標の動きは滑動性眼球運動（smooth pursuit）で固視できることから，1 Hz 以上の高周波数で頭部を回転させて指標を固視すると半規管動眼反射の適応が誘導されやすい[10]．

(2) 歩行時には頭部も動くため，固定視標を固視しながら歩行を行うと，歩行時の pitch 方向の頭部回転は最大約 5 Hz になることから[11]，効果的に半規管動眼反射の適応が

誘導される．また，周辺視野が視運動性眼振(optokinetic nystagmus)を誘発する刺激となり，効果的に半規管動眼反射の適応が誘導される[12]．

3）効 果

頭部運動に伴う動揺視の改善．

4）注意点

一定の周波数で頭部を回転させて指標を固視したり，1 Hz 以下の低周波数で頭部を回転させて指標を固視しても，半規管動眼反射の適応は誘導されにくい．

4．前庭脊髄反射(耳石器脊髄反射)の適応を誘導する前庭リハビリテーション

1）運 動

立位で頭部と体幹を前後または左右に傾け，「垂直(鉛直)軸を意識しながら」身体を安定させるようにする．開眼，次に閉眼と次第に負荷を加える．

2）メカニズム

前庭脊髄反射はもっとも重要な立ち直り反射であり，低周波数の姿勢制御は主に耳石器脊髄反射で行われる．耳石器脊髄反射は静止した状態では起こらないため，頭部を体幹とともに前後左右にゆっくりと傾けることで低周波数の耳石器脊髄反射の適応を誘導できる．空間での垂直(鉛直)軸を意識しながら傾けることで，立ち直り反射を促進する．また，視覚情報を遮断した条件で頭部を体幹とともに前後左右に傾けると，耳石器脊髄反射が強化され，その適応が効率的に誘導される．

3）効 果

姿勢の安定．

5．感覚代行を誘導する前庭リハビリテーション

1）運 動

「足底で床からの感覚を意識しながら」立位で身体を安定させるようにする．閉脚→継足→単脚直立，開眼→閉眼，床→クッション上で直立し，次第に負荷を加える．

2）メカニズム

低下した前庭情報を体性感覚情報で代行することにより，中枢神経系での感覚情報の重み付けの変化を誘導する．一側性末梢前庭障害患者の姿勢制御は急性期には体性感覚依存であるが，慢性期になると視覚依存になることが報告されている[13][14]．姿勢制御が視覚依存になると，動きのある視覚刺激などによりめまいを訴え，姿勢が不安定になる[15]．足底の感覚に意識を集中させることにより中枢神経系での感覚再重み付けを誘導し，姿勢制御を視覚依存から体性感覚依存に変化させる[16]．

3）効 果

姿勢の安定．

4）注意点

足底からの体性感覚情報の入力を強化するために，素足で行うほうがよい．

6．慣れを誘導する前庭リハビリテーション

1）運 動

めまいを誘発する頭部や身体の動きを繰り返す．動きのある視覚刺激によりめまいを感じる場合，めまいを引き起こす視刺激を繰り返し受ける．

2）メカニズム

慣れによりめまい症状を軽減する．末梢前庭の反応性低下(response decline)と，中枢前庭系の脱感作(desensitization)，統合(integration)，再構築(reconstruction)が関与していると考えられている[17]．

3）効 果

めまいに伴う QOL の低下を改善．

メカニズムからみた前庭リハビリテーションの注意点

1）頭部を動かさないで指標を固視する滑動性眼球運動や急速眼球運動(saccade)のみの訓練では，効果が乏しい．

2）姿勢や歩行を安定させるためには，前庭脊髄反射を用いた運動を行う．前庭動眼反射の適応を誘導する運動のみでは，姿勢や歩行を改

善する効果に乏しい．前庭動眼反射の適応を
誘導する運動は選択的に視線を安定させ，立
位や歩行による訓練は選択的に姿勢を安定さ
せるとの報告がある[18].

参考文献

1) 北原 糺，肥塚 泉，堀井 新ほか：平衡訓練/
前庭リハビリテーションの基準：2021年改訂.
Equilibrium Res, **80**：591-599, 2021.
Summary 日本めまい平衡医学会が提案した
メカニズムに基づいた前庭リハビリテーション
の標準化した訓練方法.

2) 日本めまい平衡医学会（編）：前庭リハビリテー
ションガイドライン2024年版. 金原出版, 2024.
Summary 日本めまい平衡医学会が出版した
前庭リハビリテーションのガイドライン.

3) Han BI, Song HS, Kim JS：Vestibular rehabili-
tation therapy：review of indications, mecha-
nisms, and key exercises. J Clin Neurol, **7**：
184-196, 2011.

4) Whitney SL, Alghwiri AA, Alghadir A：An
overview of vestibular rehabilitation. Handb
Clin Neurol, **137**：187-205, 2016.

5) 武田憲昭：前庭代償と平衡訓練：基礎から臨床
への展開．第121回日本耳鼻咽喉科学会総会宿
題報告, 2020.
Summary 前庭リハビリテーションと前庭代
償のメカニズムや，デバイスを用いた新しい前
庭リハビリテーションの解説.

6) Igarashi M, Levy JK, O-Uchi T, et al：Further
study of physical exercise and locomotor bal-
ance compensation after unilateral labyrin-
thectomy in squirrel monkeys. Acta Otolaryn-
gol, **92**：101-105, 1981.

7) Sugita A, Bai R, Imagawa M, et al：Properties
of horizontal semicircular canal nerve-acti-
vated vestibulospinal neurons in cats. Exp
Brain Res, **156**：478-486, 2004.

8) Schubert MC, Zee DS：Saccade and vestibular
ocular motor adaptation. Restor Neurol Neuro-
sci, **28**：9-18, 2010.

9) Lisberger SG, Miles FA, Optican LM：Fre-
quency-selective adaptation：evidence for
channels in the vestibulo-ocular reflex? J Neu-
rosci, **3**：1234-1244, 1983.

10) Schubert MC, Della Santina CC, Shelhamer
M：Incremental angular vestibulo-ocular
reflex adaptation to active head rotation. Exp
Brain Res, **191**：435-446, 2008.

11) King OS, Seidman SH, Leigh RJ：Control of
head stability and gaze during locomotion in
normal subjects and patients with deficient
vestibular function. In eds Berthoz A, Graf W,
Vidal PP：pp. 568-570, Second Symposium on
Head-Neck Sensory-Motor System. Oxford
University Press, New York, 1990.

12) Pfaltz CR：Vestibular compensation. Physio-
logical and clinical aspects. Acta Otolaryngol,
95：402-406, 1983.

13) Lacour M, Barthelemy J, Borel L, et al：Sen-
sory strategies in human postural control
before and after unilateral vestibular neurot-
omy. Exp Brain Res, **115**：300-310, 1997.

14) Herdman SJ：Role of vestibular adaptation in
vestibular rehabilitation. Otolaryngol Head
Neck Surg, **119**：49-54 1998.

15) Guerraz M, Yardley L, Bertholon P, et al：
Visual vertigo：symptom assessment, spatial
orientation and postural control. Brain, **124**：
1646-1656, 2001.

16) van Dieën JH, van Leeuwen M, Faber GS：
Learning to balance on one leg：motor strat-
egy and sensory weighting. J Neurophysiol,
114：2967-2982, 2015.

17) Sulway S, Whitney SL：Advances in vestibular
rehabilitation. In eds Lea J, Pothier D：pp.164-
169. Vestibular Disorders. Karger, Basel, 2019.

18) McGibbon CA, Krebs DE, Wolf SL, et al：Tai
Chi and vestibular rehabilitation effects on
gaze and whole-body stability. J Vestib Res,
14：467-478, 2004.

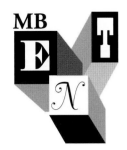

◆特集・実践！めまいに効く前庭リハビリテーション

前庭リハビリテーションの歴史と現状

肥塚 泉*

Abstract 前庭リハビリテーション(vestibular rehabilitation)は，前庭機能障害の治療法として長い歴史をもち，1940 年代に Cawthorne と Cooksey によって考案された．彼らの運動療法は，特に戦争で負傷した兵士たちに使用され，初期のリハビリテーション法として広く受け入れられた．1970 年代〜1980 年代にかけて欧米で研究が進み，患者教育や反復運動，慣れの概念が提唱された．1990 年代には診断技術の進歩により，前庭リハビリテーションの対象となる疾患が明確化され，末梢前庭障害に対する有効性のエビデンスが蓄積された．2015 年には RCT のメタアナリシスが行われ，統計学的に有効性が証明されている．前庭リハビリテーションは，めまいや平衡障害を軽減し，患者の生活の質を向上させることを目的としており，重要な役割を果たしている．

Key words 前庭リハビリテーション(vestibular rehabilitation)，Cawthorne, Cooksey, 末梢前庭障害(peripheral vestibular disorder)，ランダム化比較試験(randomized controlled trial：RCT)，生活の質(quality of life：QOL)

リハビリテーションの歴史

前庭リハビリテーション(vestibular rehabilitation)は，前庭機能障害に対する治療法として長い歴史をもち，1940 年代に英国の耳鼻咽喉科医である Cawthorne[1)2)] とリハビリテーション医である Cooksey[3)] によって考案された．その後，1970〜1980 年代前半にかけて欧米では臨床経験と研究が進み，患者教育と反復運動訓練の重要性，慣れや感覚不一致の概念などが次々と提唱された[4)〜7)]．1990 年代に入り診断技術が進歩するにつれ，前庭リハビリテーションの対象となるめまい疾患や病態が明確となり，末梢前庭障害に対するリハビリテーションのエビデンスが積み重ねられた[8)]．2015 年にはランダム化比較試験(randomized controlled trial：RCT)のメタアナリシスが行われている[9)]．一側末梢前庭障害に対する前庭リハビリテーションは，対照群または非介入群と比較して，めまい症状の軽減や QOL の改善に関して統計学的に高い有効性を示し，有効かつ安全であることがエビデンスによって示されている．

前庭リハビリテーションは，めまいや平衡障害を軽減し，患者の生活の質を向上させることを主な目的としており，重要な役割を果たしている．Cawthorne と Cooksey が考案した運動療法は，前庭機能障害患者に対する初期のリハビリテーション法として広く受け入れられ，特に戦争で負傷した兵士たちの治療に用いられた．この運動療法は，前庭リハビリテーションの歴史を語るうえで，欠かすことができないマイルストーンであり，今でも重要な基盤となっている．本稿では，Cawthorne と Cooksey が発表した前庭リハビリテーションに関する重要な論文，「The Physiolog-

---

* Koizuka Izumi, 〒216-8511 神奈川県川崎市宮前区菅生 2-16-1　聖マリアンナ医科大学耳鼻咽喉科，特任教授

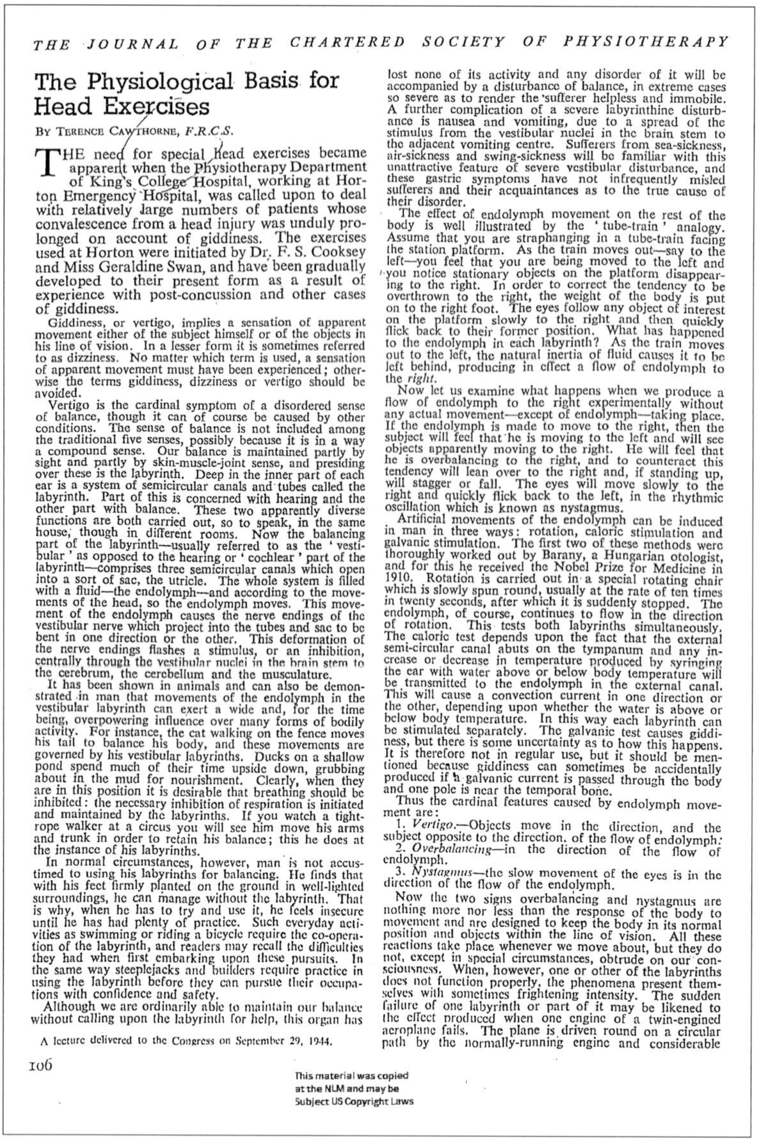

THE JOURNAL OF THE CHARTERED SOCIETY OF PHYSIOTHERAPY

The Physiological Basis for Head Exercises

By Terence Cawthorne, *F.R.C.S.*

THE need for special head exercises became apparent when the Physiotherapy Department of King's College Hospital, working at Horton Emergency Hospital, was called upon to deal with relatively large numbers of patients whose convalescence from a head injury was unduly prolonged on account of giddiness. The exercises used at Horton were initiated by Dr. F. S. Cooksey and Miss Geraldine Swan, and have been gradually developed to their present form as a result of experience with post-concussion and other cases of giddiness.

Giddiness, or vertigo, implies a sensation of apparent movement either of the subject himself or of the objects in his line of vision. In a lesser form it is sometimes referred to as dizziness. No matter which term is used, a sensation of apparent movement must have been experienced; otherwise the terms giddiness, dizziness or vertigo should be avoided.

Vertigo is the cardinal symptom of a disordered sense of balance, though it can of course be caused by other conditions. The sense of balance is not included among the traditional five senses, possibly because it is in a way a compound sense. Our balance is maintained partly by sight and partly by skin-muscle-joint sense, and presiding over these is the labyrinth. Deep in the inner part of each ear is a system of semicircular canals and tubes called the labyrinth. Part of this is concerned with hearing and the other part with balance. These two apparently diverse functions are both carried out, so to speak, in the same house, though in different rooms. Now the balancing part of the labyrinth—usually referred to as the 'vestibular' as opposed to the hearing or 'cochlear' part of the labyrinth—comprises three semicircular canals which open into a sort of sac, the utricle. The whole system is filled with a fluid—the endolymph—and according to the movements of the head, so the endolymph moves. This movement of the endolymph causes the nerve endings of the vestibular nerve which project into the tubes and sac to be bent in one direction or the other. This deformation of the nerve endings flashes a stimulus, or an inhibition, centrally through the vestibular nuclei in the brain stem to the cerebrum, the cerebellum and the musculature.

It has been shown in animals and can also be demonstrated in man that movements of the endolymph in the vestibular labyrinth can exert a wide and, for the time being, overpowering influence over many forms of bodily activity. For instance, the cat walking on the fence moves his tail to balance his body, and these movements are governed by his vestibular labyrinths. Ducks on a shallow pond spend much of their time upside down, grubbing about in the mud for nourishment. Clearly, when they are in this position it is desirable that breathing should be inhibited: the necessary inhibition of respiration is initiated and maintained by the labyrinths. If you watch a tight-rope walker at a circus you will see him move his arms and trunk in order to retain his balance; this he does at the instance of his labyrinths.

In normal circumstances, however, man is not accustimed to using his labyrinths for balancing. He finds that with his feet firmly planted on the ground in well-lighted surroundings, he can manage without the labyrinth. That is why, when he has to try and use it, he feels insecure until he has had plenty of practice. Such everyday activities as swimming or riding a bicycle require the co-operation of the labyrinth, and readers may recall the difficulties they had when first embarking upon these pursuits. In the same way steeplejacks and builders require practice in using the labyrinth before they can pursue their occupations with confidence and safety.

Although we are ordinarily able to maintain our balance without calling upon the labyrinth for help, this organ has lost none of its activity and any disorder of it will be accompanied by a disturbance of balance, in extreme cases so severe as to render the sufferer helpless and immobile. A further complication of a severe labyrinthine disturbance is nausea and vomiting, due to a spread of the stimulus from the vestibular nuclei in the brain stem to the adjacent vomiting centre. Sufferers from sea-sickness, air-sickness and swing-sickness will be familiar with this unattractive feature of severe vestibular disturbance, and these gastric symptoms have not infrequently misled sufferers and their acquaintances as to the true cause of their disorder.

The effect of endolymph movement on the rest of the body is well illustrated by the 'tube-train' analogy. Assume that you are straphanging in a tube-train facing the station platform. As the train moves out—say to the left—you feel that you are being moved to the left and you notice stationary objects on the platform disappearing to the right. In order to correct the tendency to be overthrown to the right, the weight of the body is put on to the right foot. The eyes follow any object of interest on the platform slowly to the right and then quickly flick back to their former position. What has happened to the endolymph in each labyrinth? As the train moves out to the left, the natural inertia of fluid causes it to be left behind, producing in effect a flow of endolymph to the *right*.

Now let us examine what happens when we produce a flow of endolymph to the right experimentally without any actual movement—except of endolymph—taking place. If the endolymph is made to move to the right, then the subject will feel that he is moving to the left and will see objects apparently moving to the right. He will feel that he is overbalancing to the right, and to counteract this tendency will lean over to the right and, if standing up, will stagger or fall. The eyes will move slowly to the right and quickly flick back to the left, in the rhythmic oscillation which is known as nystagmus.

Artificial movements of the endolymph can be induced in man in three ways: rotation, caloric stimulation and galvanic stimulation. The first two of these methods were thoroughly worked out by Barany, a Hungarian otologist, and for this he received the Nobel Prize for Medicine in 1910. Rotation is carried out in a special rotating chair which is slowly spun round, usually at the rate of ten times in twenty seconds, after which it is suddenly stopped. The endolymph, of course, continues to flow in the direction of rotation. This tests both labyrinths simultaneously. The caloric test depends upon the fact that the external semi-circular canal abuts on the tympanum and any increase or decrease in temperature produced by syringing the ear with water above or below body temperature will be transmitted to the endolymph in the external canal. This will cause a convection current in one direction or the other, depending upon whether the water is above or below body temperature. In this way each labyrinth can be stimulated separately. The galvanic test causes giddiness, but there is some uncertainty as to how this happens. It is therefore not in regular use, but it should be mentioned because giddiness can sometimes be accidentally produced if a galvanic current is passed through the body and one pole is near the temporal bone.

Thus the cardinal features caused by endolymph movement are:

1. *Vertigo.*—Objects move in the direction, and the subject opposite to the direction. of the flow of endolymph.
2. *Overbalancing*—in the direction of the flow of endolymph.
3. *Nystagmus*—the slow movement of the eyes is in the direction of the flow of the endolymph.

Now the two signs overbalancing and nystagmus are nothing more nor less than the response of the body to movement and are designed to keep the body in its normal position and objects within the line of vision. All these reactions take place whenever we move about, but they do not, except in special circumstances, obtrude on our consciousness. When, however, one or other of the labyrinths does not function properly, the phenomena present themselves with sometimes frightening intensity. The sudden failure of one labyrinth or part of it may be likened to the effect produced when one engine of a twin-engined aeroplane fails. The plane is driven round on a circular path by the normally-running engine and considerable

A lecture delivered to the Congress on September 29, 1944.

106

図 1.
Cawthorneの論文「The Physiological Basis for Head Exercises」

ical Basis for Head Exercise」(図1),「Vestibular Injuries」(図2),「Rehabilitation in Vestibular Injuries」(図3)を紹介する．これらの論文は，前庭リハビリテーションの科学的基礎を築き，現在の治療法にも大きな影響を与えている．その先進性を再考する機会を提供したい．これに続いて，現代におけるめまいリハビリテーションの現状について述べる．科学技術の進歩により，より効果的な治療法が開発され，患者のリハビリテーション効果はさらに向上することが期待される．

CawthorneとCookseyの論文の内容紹介

1．The Physiological Basis for Head Exercise[1] (Cawthorne)

1）この論文の冒頭部分は，次のように述べられている．

特別な頭部運動療法の必要性は，以下の経緯から明らかになった．Horton救急病院のKing's College病院理学療法部門では，頭部外傷によるめまいからの回復が遅れている多くの患者に対応する必要があり，そこで行われた運動療法はCookseyとSwanによって開始された．この療法は，脳震盪後のめまいやその他のめまい症例に関する経験

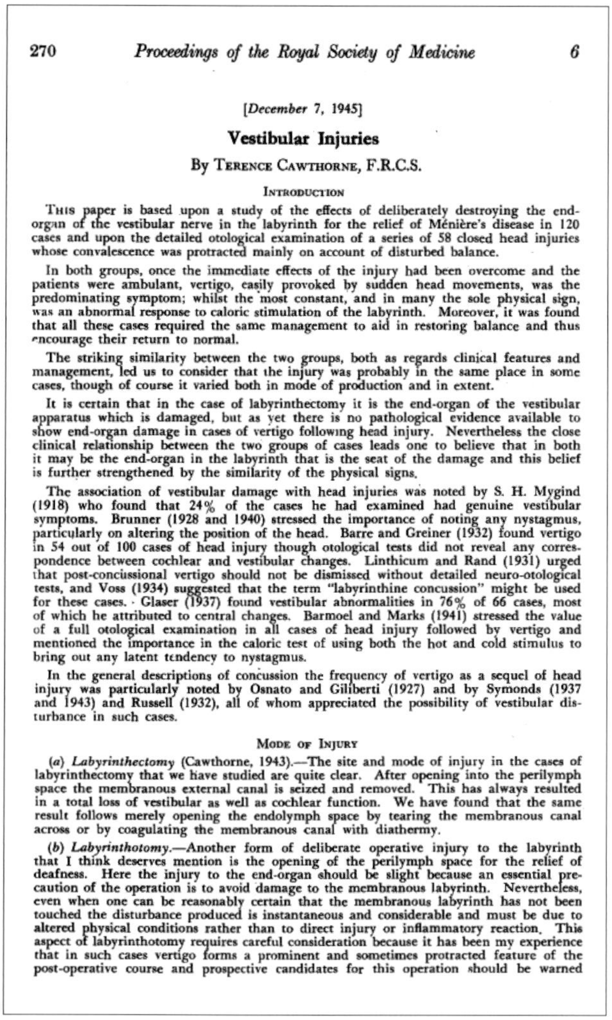

270 *Proceedings of the Royal Society of Medicine* 6

[*December* 7, 1945]

Vestibular Injuries

By Terence Cawthorne, F.R.C.S.

Introduction

This paper is based upon a study of the effects of deliberately destroying the end-organ of the vestibular nerve in the labyrinth for the relief of Ménière's disease in 120 cases and upon the detailed otological examination of a series of 58 closed head injuries whose convalescence was protracted mainly on account of disturbed balance.

In both groups, once the immediate effects of the injury had been overcome and the patients were ambulant, vertigo, easily provoked by sudden head movements, was the predominating symptom; whilst the most constant, and in many the sole physical sign, was an abnormal response to caloric stimulation of the labyrinth. Moreover, it was found that all these cases required the same management to aid in restoring balance and thus encourage their return to normal.

The striking similarity between the two groups, both as regards clinical features and management, led us to consider that the injury was probably in the same place in some cases, though of course it varied both in mode of production and in extent.

It is certain that in the case of labyrinthectomy it is the end-organ of the vestibular apparatus which is damaged, but as yet there is no pathological evidence available to show end-organ damage in cases of vertigo following head injury. Nevertheless the close clinical relationship between the two groups of cases leads one to believe that in both it may be the end-organ in the labyrinth that is the seat of the damage and this belief is further strengthened by the similarity of the physical signs.

The association of vestibular damage with head injuries was noted by S. H. Mygind (1918) who found that 24% of the cases he had examined had genuine vestibular symptoms. Brunner (1928 and 1940) stressed the importance of noting any nystagmus, particularly on altering the position of the head. Barre and Greiner (1932) found vertigo in 54 out of 100 cases of head injury though otological tests did not reveal any correspondence between cochlear and vestibular changes. Linthicum and Rand (1931) urged that post-concussional vertigo should not be dismissed without detailed neuro-otological tests, and Voss (1934) suggested that the term "labyrinthine concussion" might be used for these cases. Glaser (1937) found vestibular abnormalities in 76% of 66 cases, most of which he attributed to central changes. Barmoel and Marks (1941) stressed the value of a full otological examination in all cases of head injury followed by vertigo and mentioned the importance in the caloric test of using both the hot and cold stimulus to bring out any latent tendency to nystagmus.

In the general descriptions of concussion the frequency of vertigo as a sequel of head injury was particularly noted by Osnato and Giliberti (1927) and by Symonds (1937 and 1943) and Russell (1932), all of whom appreciated the possibility of vestibular disturbance in such cases.

Mode of Injury

(*a*) *Labyrinthectomy* (Cawthorne, 1943).—The site and mode of injury in the cases of labyrinthectomy that we have studied are quite clear. After opening into the perilymph space the membranous external canal is seized and removed. This has always resulted in a total loss of vestibular as well as cochlear function. We have found that the same result follows merely opening the endolymph space by tearing the membranous canal across or by coagulating the membranous canal with diathermy.

(*b*) *Labyrinthotomy*.—Another form of deliberate operative injury to the labyrinth that I think deserves mention is the opening of the perilymph space for the relief of deafness. Here the injury to the end-organ should be slight because an essential precaution of the operation is to avoid damage to the membranous labyrinth. Nevertheless, even when one can be reasonably certain that the membranous labyrinth has not been touched the disturbance produced is instantaneous and considerable and must be due to altered physical conditions rather than to direct injury or inflammatory reaction. This aspect of labyrinthotomy requires careful consideration because it has been my experience that in such cases vertigo forms a prominent and sometimes protracted feature of the post-operative course and prospective candidates for this operation should be warned

図 2. Cawthorne の論文「Vestibular Injuries」

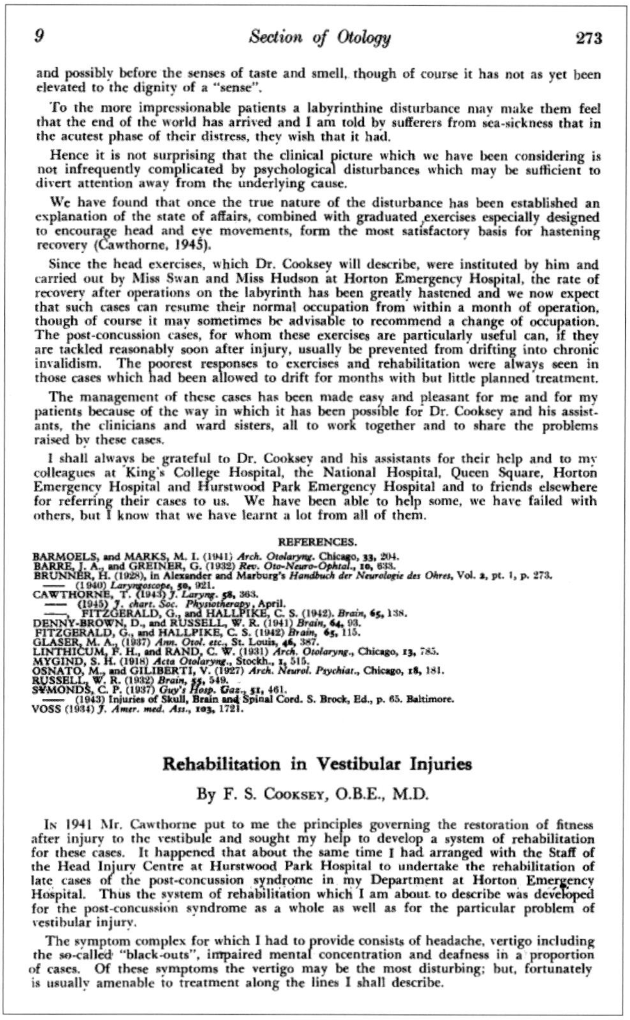

9 *Section of Otology* 273

and possibly before the senses of taste and smell, though of course it has not as yet been elevated to the dignity of a "sense".

To the more impressionable patients a labyrinthine disturbance may make them feel that the end of the world has arrived and I am told by sufferers from sea-sickness that in the acutest phase of their distress, they wish that it had.

Hence it is not surprising that the clinical picture which we have been considering is not infrequently complicated by psychological disturbances which may be sufficient to divert attention away from the underlying cause.

We have found that once the true nature of the disturbance has been established an explanation of the state of affairs, combined with graduated exercises especially designed to encourage head and eye movements, form the most satisfactory basis for hastening recovery (Cawthorne, 1945).

Since the head exercises, which Dr. Cooksey will describe, were instituted by him and carried out by Miss Swan and Miss Hudson at Horton Emergency Hospital, the rate of recovery after operations on the labyrinth has been greatly hastened and we now expect that such cases can resume their normal occupation from within a month of operation, though of course it may sometimes be advisable to recommend a change of occupation. The post-concussion cases, for whom these exercises are particularly useful can, if they are tackled reasonably soon after injury, usually be prevented from drifting into chronic invalidism. The poorest responses to exercises and rehabilitation were always seen in those cases which had been allowed to drift for months with but little planned treatment.

The management of these cases has been made easy and pleasant for me and for my patients because of the way in which it has been possible for Dr. Cooksey and his assistants, the clinicians and ward sisters, all to work together and to share the problems raised by these cases.

I shall always be grateful to Dr. Cooksey and his assistants for their help and to my colleagues at King's College Hospital, the National Hospital, Queen Square, Horton Emergency Hospital and Hurstwood Park Emergency Hospital and to friends elsewhere for referring their cases to us. We have been able to help some, we have failed with others, but I know that we have learnt a lot from all of them.

REFERENCES.

BARMOELS, and MARKS, M. I. (1941) *Arch. Otolaryng.* Chicago, **33**, 204.
BARRE, J. A., and GREINER, G. (1932) *Rev. Oto-Neuro-Ophtal.*, **10**, 633.
BRUNNER, H. (1928), in Alexander and Marburg's *Handbuch der Neurologie des Ohres*, Vol. **2**, pt. 1, p. 273.
—— (1940) *Laryngoscope*, **50**, 921.
CAWTHORNE, T. (1943) *J. Laryng.* **58**, 363.
—— (1945) *J. chart. Soc. Physiotherapy*, April.
——, FITZGERALD, G., and HALLPIKE, C. S. (1942). *Brain*, **65**, 138.
DENNY-BROWN, D., and RUSSELL, W. R. (1941) *Brain*, **64**, 93.
FITZGERALD, G., and HALLPIKE, C. S. (1942) *Brain*, **65**, 115.
GLASER, M. A., (1937) *Ann. Otol. etc.*, St. Louis, **46**, 387.
LINTHICUM, F. H., and RAND, C. W. (1931) *Arch. Otolaryng.*, Chicago, **13**, 785.
MYGIND, S. H. (1918) *Acta Otolaryng.*, Stockh., **1**, 515.
OSNATO, M., and GILIBERTI, V. (1927) *Arch. Neurol. Psychiat.*, Chicago, **18**, 181.
RUSSELL, W. R. (1932) *Brain*, **55**, 549.
SYMONDS, C. P. (1937) *Guy's Hosp. Gaz.*, **51**, 461.
—— (1943) Injuries of Skull, Brain and Spinal Cord. S. Brock, Ed., p. 65. Baltimore.
VOSS (1934) *J. Amer. med. Ass.*, **103**, 1721.

Rehabilitation in Vestibular Injuries

By F. S. Cooksey, O.B.E., M.D.

In 1941 Mr. Cawthorne put to me the principles governing the restoration of fitness after injury to the vestibule and sought my help to develop a system of rehabilitation for these cases. It happened that about the same time I had arranged with the Staff of the Head Injury Centre at Hurstwood Park Hospital to undertake the rehabilitation of late cases of the post-concussion syndrome in my Department at Horton Emergency Hospital. Thus the system of rehabilitation which I am about to describe was developed for the post-concussion syndrome as a whole as well as for the particular problem of vestibular injury.

The symptom complex for which I had to provide consists of headache, vertigo including the so-called "black-outs", impaired mental concentration and deafness in a proportion of cases. Of these symptoms the vertigo may be the most disturbing; but, fortunately is usually amenable to treatment along the lines I shall describe.

図 3. Cooksey の論文「Rehabilitation in Vestibular Injuries」

を基に，現在の形へと徐々に発展したものである．

2）冒頭部分の次は主に，末梢前庭系の生理について解説が行われている．そして，前庭機能が急激に障害された状況を，双発機の片方のエンジンが故障した場合を例にして述べている．

一側または両側の迷路が正常に機能しない場合，強いめまいやバランス喪失による転倒，眼振などの症状が現れることがある．迷路の一部または全体が突然機能を停止する状況は，双発エンジンの飛行機で片方のエンジンが故障した場合に例えられる．飛行機は正常に作動しているエンジンの推力で，円を描くように飛行し，パイロットが適切な操作を行うまでコースに戻すのに苦労することがある．外的要因がなければほぼ直線飛行を保てるが，片側からの突風があればコースを外れる可能性が高くなる．さらに厄介なのは，故障したエンジンが完全に停止せず，断続的に作動して飛行機が不安定に揺さぶられる状況である．これは人間の前庭機能にも類似しており，一側の前庭機能が突然失われると，激しいめまい，虚脱感，眼振，嘔吐を引き起こす．これらの症状は徐々に軽減し，約 3 週間後には患者は慎重にではあるが動けるようになり，平衡感覚を取り戻すことができる．しかし，迷路の機能が一時的に停止したり，特定の頭位でのみ機能しなくなる場合，その影響は軽く，症状も数分～数時間で治まることが多い．それでも，発作が繰り返されると患者は不安

を抱き，活動を制限せざるを得なくなり，多くの場合，付き添いなしでの外出を避けるようになる．

3）そして運動の適応，その実際について，次のように述べている．

頭部運動が有効であると判明した患者は，以下の2つのグループに分類される．① 脳震盪を伴う頭部外傷からの回復が，主に姿勢性めまいによって遅れている患者，② 事故や病気，または意図的に迷路が破壊された患者．メニエール病のように断続的な機能不全を引き起こす迷路を破壊する必要がある場合もあるが，すべての症例で手術が必要なわけではない．実際，これまでのところ手術が必要と判断されたのは約15%の症例にすぎない．しかし，術後のリハビリテーションにこれらの運動を取り入れることで，回復が著しく早まり，大多数の患者が1〜2か月以内に職場復帰できることが確認されている．この運動は，患者が頭部や目をあらゆる方向に自由に動かせるようにすることを目的としている．運動は徐々に開始し，動きの範囲を広げながら，患者が自信をもってめまいを引き起こすような動作を行えるようにして，最終的にはめまいを克服していく．協力的な患者では，10日間毎日（可能であればクラス形式で）運動することで十分な場合もあるが，回復が遅い患者には1か月ほどかかることもある．担当医が安全と判断した場合，すぐに運動を開始しても差し支えない．脳震盪後の症例では，通常3週間程度ベッドで安静にさせるのが望ましいとされている．運動の後期には，段差の上り下りや，目を閉じた状態で段差を含む運動を行うことが有効であるとされている．すべてのめまい症例において，これらの運動が有効であるとは限らない．頭蓋内腫瘍や重度の動脈硬化など，他のめまいの原因となりうる疾患がある場合，これらの運動が害を及ぼす可能性があるため，十分な検査を行ったうえで慎重に使用すべきである．ただし，前述の2つのグループの患者においては，これらの運動が早期回復に大いに役立ち，特に重要なのは，仕事に復帰する能力を取り戻す点である．

2．Vestibular Injuries[2]（Cawthorne）
1）対象，症状，検査所見

前庭リハビリテーションの対象となったのは，メニエール病に対して，症状の緩和を目的に，内耳破壊術（labyrinthectomy）あるいは内耳開窓術（labyrinthotomy）を施行した120症例と，主に平衡障害によって回復が遅れた閉鎖性頭部外傷の58症例である．

＜筆者追記＞

・内耳開窓術（labyrinthotomy）

主にメニエール病などの症状緩和を目的として行われていた．内耳内の圧力を下げることで，難聴やめまい・平衡障害を和らげる術式であるが，現在では行われていない．「膜迷路は温存されているにもかかわらず，即時的かつ強いめまいが生じ，これが持続することがあるため，手術の適応は慎重に判断すべきである」とCawthorneは述べている．

・閉鎖性頭部外傷

頭蓋骨が破損せずに脳が損傷される状態で，頭部に強い衝撃を受けたり，頭部を激しく揺さぶられたりすることで発生する頭部外傷であり，脳震盪や脳挫傷，硬膜下血腫などを引き起こす可能性がある．長期的なめまいを伴う脳震盪の原因は，加速度性脳震盪であるとCawthorneは考えている．頭部に加わった強い加速度によって強烈な内リンパの流動が生じ，これによって前庭器が障害を受けるのではないかと仮定している．そして最後に，「将来的には，前庭末梢器官が加速度性脳震盪で頻繁に損傷を受けることを示す，より具体的な証拠を提供できることを期待している」と，Cawthorneは文中で述べている．

迷路が損傷した直後に現れる症状や徴候は非常に多様であり，その激しさは恐怖を感じさせるほどである．迷路の機能に関する知識が乏しい観察者にとって，これほど深刻な障害が，これほど小

さな器官の損傷によって引き起こされるとは信じがたいだろう．強烈なめまい，激しい吐き気，そして顕著な眼振は，わずかな頭部の動きでさらに悪化する．患者は，他の外傷や病気では滅多にみられないような絶望的な状態に陥ることがあり，これは迷路機能が完全かつ突然失われた場合にみられる典型的な症状であり，急性前庭機能不全症候群と呼ぶのが適切である．しかし，症状の強度は症例によって異なり，損傷の性質や範囲によって左右されることがある．また，他の部位の損傷の影響によって症状が覆い隠されることもある．

　幸いなことに，身体は変化した状況に速やかに適応することができる．たとえ両側の迷路の左右差がすぐに回復しなくても，急性期は数日以内に終息するが，前庭機能の低下による影響が残る場合がある．この点に関しては，細心の注意を払う必要がある．これは，迷路に対する手術後や，めまいを主症状とする脳震盪後症候群でよくみられるものである．めまいやふらつきとは，自分自身が周囲に対して動いているように感じるか，または周囲が自分に対して動いているように感じる感覚であり，その動きの方向や範囲は重要ではない．本質的な特徴は，実際には起こっていない動きを感じることである．

　これらの症状は，通常，姿勢の突然の変化や頭部の急な回転によって引き起こされる．多くの場合，その感覚は一瞬で終わるが，頭部を前後に動かすときに生じる姿勢性のふらつきでは，感覚がしばらく続くことがある．ただし，めまいやふらつきを引き起こす姿勢を保持すると，症状は徐々に治まり，通常は1分以内に消失する．この際，めまいに伴って眼振が同じくらいの時間続くこともある．これらの症状に十分な注意が払われず，適切な説明が行われない場合，不安感が生じやすくなり，特に不安定な性格の患者では慢性的な無力感に陥ることがある．脳震盪の一般的な後遺症である頭痛は，迷路手術後には通常みられず，前庭障害の一部とは考えられないが，脳震盪後の症例では非常に苦痛で，治りにくいことがある．長期にわたる症例では，身体的な兆候に対して不釣り合いなほど過剰で異常なバランスの乱れが観察されることがある．頭部外傷を受けた58例のうち，56例が温度刺激に対する異常な反応を示した．残りの2例のうち，1例は温度刺激検査の数日前にめまいが消失し，もう1例は2年前の頭部外傷以来，前かがみになると一時的なめまいが生じていた．異常な前庭反応を示した56例のうち，蝸牛に損傷が認められたのは24例のみであった．この所見は，脳震盪後の持続的なめまいにおいて，末梢前庭器官が損傷を受けやすい部位であるという私の信念を裏づけるものである．このような損傷の兆候は，慎重かつ詳細な耳鼻咽喉科的検査によってのみ明らかにされることを強調したい．

＜筆者追記＞
　前庭機能障害後の臨床所見を抜粋して記述した．

2）治　療

　過去8年間にわたるこれらの症例の観察から得られた印象は，前庭器の損傷が引き起こす平衡感覚の乱れが，患者の健康に深刻な影響を与えるということである．平衡感覚が，視覚や聴覚，さらには味覚や嗅覚よりも早期に発達するもっとも原始的な機能の一つであることを考えると，これは驚くべきことではない．感受性の高い患者にとって，迷路機能障害はまるで世界の終わりが来たかのように感じられることがあり，船酔いに苦しむ人々も急性期の苦痛の中で同様に感じることがあるという話をよく聞く．そのため，我々が取り扱う臨床像が心理的な要因で複雑化し，根本的な原因から注意が逸れてしまうのも不思議ではない．障害の本質が明らかになった後は，状況を丁寧に説明し，特に頭部や眼球の動きを促す段階的な運動を取り入れることが，回復を促進するもっとも効果的な方法であることがわかっている[2]．

　Cooksey が説明した頭部運動が彼によって導入され，Horton 救急病院で Swan と Hudson によっ

て実施されて以来，迷路手術後の回復速度は大幅に向上した．現在では，手術後1か月以内に通常の職務に復帰できることが期待されるが，場合によっては職務の変更を勧めることが望ましいこともある．脳震盪後の症例では，これらの運動が特に有効であり，負傷後すぐに実施することで，慢性的な無力感に陥るのを防ぐことができる．もっとも悪い反応がみられたのは，計画的な治療がほとんど行われず，数か月間放置された症例であった．

<筆者追記>
　主に，前庭機能障害に関する部分を抜粋して記述した．

---

3. Rehabilitation in Vestibular Injuries[3] (Cooksey)

1941年，Cawthorneは前庭損傷後の健康回復に関する原則を私に提示し，これらの症例に対するリハビリテーションシステムを開発するための協力を求めた．同時期に，私はHurstwood Park病院の頭部外傷センターのスタッフと協力し，Horton Emergency病院の私の部門で，脳震盪後症候群の後期症例に対するリハビリテーションを実施する準備をしていた．したがって，これから説明するリハビリテーションシステムは，脳震盪後症候群全体および前庭損傷に関連する特定の問題に対応するために開発されたものである．

私が対処しなければならなかった症状は，頭痛，めまい（いわゆる"ブラックアウト"を含む），精神集中力の低下で，一部には難聴も含まれていた．これらの症状の中では，特にめまいが厄介かもしれないが，幸いなことに，これから説明する治療法に従えば，通常は治療可能である．

運動器系の病気や損傷において，機能の自然回復が必ずしも元の病変の解消に直結するわけではないことは，以前から認識されている．さらに，治療ができる限り早期に開始されれば，体系的な手段を用いることで回復期間が短縮されることも知られている．この原則は，脳震盪による損傷を受けた患者や，メニエール症候群の手術で前庭が破壊された症例にも適用される．我々は，段階的な身体運動，精神運動，作業療法を組み合わせたアプローチを採用しており，患者は絶え間ない励ましと練習によって障害を克服できることが確認されている．特に，頭部外傷に関しては一定の制限があるものの，リハビリテーションを早期に開始するほど回復が早く，結果も良好であることがわかっている．

私は以下に示す4点を，特に重視している．第一に，患者との初回面談において，症状の性質や治療の目的を十分に説明し，信頼と協力を得ることを目指す．その際，治療過程で患者が不快に感じることを段階的かつ徐々に増やしていく必要性を特に強調する．第二に，患者が通常の仕事に復帰できることを保証するか，困難な場合には職業訓練の機会や障害者雇用促進法の活用について説明し，家庭や仕事に対する不安を最初に解消することが必要である．この点では，経験豊富なソーシャルワーカーの協力が不可欠である．第三に，リハビリテーションチームのメンバーは，これらの患者のケアを担当し，外科医の診察時には常に同席するべきである．第四に，身体運動，精神運動，作業療法のプログラムは1日のスケジュール全体にわたって計画され，各活動の間に十分な休息時間を設けることが必要である．

患者が起き上がれるようになったら，たとえ車椅子に乗っているだけでも，全員が一緒に体育館で運動を行うようにする．グループでの運動には大きな利点がある．第一に，患者同士が励まし合い，治療の初期段階にいる患者が，より進んだ段階の患者の進歩を目にすることができる点である．また，治療運動の単調さを和らげるために，様々なゲームを導入することも有効であり，これによりスタッフの作業効率が向上し，すべての患者に徹底した治療を提供できる．一方で，忙しい部門では個別治療に時間がかかり，十分に行われないことが多い．さらに，怠け者や仮病の患者は，

表 1. 前庭リハビリテーションガイドライン 2024 年版の CQ（clinical question）

CQ1	慢性期の一側末梢前庭障害に前庭リハビリテーションは有用か？
CQ2	慢性期の両側末梢前庭障害に前庭リハビリテーションは有用か？
CQ3	急性期・亜急性期の末梢前庭障害に前庭リハビリテーションは有用か？
CQ4	高齢者の末梢前庭障害に前庭リハビリテーションは有用か？
CQ5	末梢前庭障害以外のめまい・平衡障害に前庭リハビリテーションは有用か？
CQ6	理学療法士の介入とホームエクササイズを併用した前庭リハビリテーションは有用か？
CQ7	ホームエクササイズのみによる前庭リハビリテーションは有用か？
CQ8	前庭リハビリテーションにはどの程度の訓練回数，時間，期間が必要か？
CQ9	前庭リハビリテーションはめまいによる QOL の低下の改善に有用か？
CQ10	前庭リハビリテーションはめまいに伴う抑うつや不安の改善に有用か？
CQ11	バイオフィードバックなどの医療テクノロジーを用いた前庭リハビリテーションは有用か？

（文献 18 より引用）

最初は外科医を欺くことができても，同様の障害をもつ他の患者の前ではその本性が露見することが多い．

1）身体運動

各セッションで行われる運動は，すべての患者が実施可能な，ゆっくりとした簡単な座位運動から始める．まず，頭部と肩の緩やかな動きで体をほぐすことから開始する．その後，近くと遠くの物体に焦点を合わせる頭部の動きを行い，次に目を閉じた状態で頭部や腕を動かしながら，空間における位置感覚の訓練に特に重点を置く．次に，動きの速度を徐々に上げ，ゆっくりとした動作と速い動作を交互に繰り返す．この時点で初心者は脱落し，残りの患者は立位で同様の運動に進む．最後に，比較的健康な患者のみが階段やはしごの上り下りを行い，最初は目を開けて，次に目を閉じて実施する．

ボールやビーンバッグを使用したゲームでは，インストラクターがボールを高くまたは低く投げ，それを患者がキャッチし，頭の上に持ち上げた後，素早く回転して脚の間からインストラクターにボールを投げ返すという動作を行う．インストラクターや他の患者の励ましにより，患者が驚くほどの挑戦を試みることもある．これまでの経験から，治療の過程で悪影響をみたことはなく，合理的な範囲でより難しい運動を促すほど，患者は自信とバランスを早く取り戻すことが確認されている．

最終段階では，患者は一般的な体力トレーニングに移行し，様々な病気やけがから回復中の他の患者と一緒に運動を行う．はしごを登る作業に復帰する必要がある患者に対しては，病院敷地内に設置した小規模な障害物コースでテストを行うようにしている．これらの運動は，体育学の大学ディプロマをもつ理学療法士の指導の下で行われる．

> **＜筆者追記＞**
> 主に前庭機能障害に関する部分を抜粋して記述した．

めまいリハビリテーションの現状

1990 年，日本平衡神経科学会（現・日本めまい平衡医学会）が平衡訓練の基準を公表した[10]．それ以降，多くの施設で平衡訓練の有効性が報告されてきた[11]~[16]．しかし，各施設で異なる訓練方法が用いられているという問題があったため，2021 年に日本めまい平衡医学会が平衡訓練および前庭リハビリテーションの基準を改訂した[17]．さらに，2022 年には日本めまい平衡医学会が前庭リハビリテーションガイドライン作成ワーキンググループを設置し，2024 年に「前庭リハビリテーションガイドライン 2024 年版」を発刊した[18]．このガイドラインでは，表 1 に示すように，11 個の CQ（clinical question）が設定されている．

終わりに

前庭リハビリテーションは，長い歴史の中で診断技術や治療法の進化に支えられ，現在に至るまで前庭機能障害患者の生活の質の向上に重要な役割を果たしてきた．Cawthorne と Cooksey によっ

て提唱された運動療法がその基盤となり，今なお多くの医療現場で実践されている．2024年版ガイドラインの発刊により，今後もさらなる発展と普及が期待される．前庭リハビリテーションが今後さらに多くの患者に貢献することを期待し，本稿を締めくくる．

参考文献

1) Cawthorne T：The Physiological Basis for Head Exercises. J Char Soc Physiother, **3**：106-107, 1944.

2) Cawthorne T：Vestibular Injuries. Proc R Soc Med, **39**：270-273, 1946.

3) Cooksey FS：Rehabilitation in Vestibular Injuries. Proc R Soc Med, **39**：273-278, 1946.

4) McCabe BF：Labyrinthine exercises in the treatment of diseases characterized by vertigo：their physiologic basis and methodology. Laryngoscope, **80**：1429-1433, 1970.

5) Dix MR：The rationale and technique of head exercises in the treatment of vertigo. Acta Otorhinolaryngol Belg, **33**：370-384, 1979.
   Summary　前庭病変によるめまいの中枢代償機序と，前庭リハビリテーションにおける頭部運動の科学的根拠を説明する．頭部運動の適応と禁忌について議論し，Cawthorne-Cooksey運動法を示す．

6) Norré ME：The unilateral vestibular hypofunction. Acta Otorhinolaryngol Belg, **33**：333-369, 1979.

7) Pfaltz CR：Vestibular compensation. Physiological and clinical aspects. Acta Otolaryngol, **95**：402-406, 1983.
   Summary　前庭代償は多感覚代替プロセスによって達成される．実験および臨床観察は，前庭機能を突然失った患者が早期の多感覚トレーニングを受けるべきであることを示している．

8) 伏木宏彰：「第124回日本耳鼻咽喉科頭頸部外科学会総会シンポジウム」耳鼻咽喉科頭頸部外科の新機軸—前庭リハビリテーション—．日耳鼻会報，**127**：1-9, 2024.

Summary　一側の末梢前庭障害はめまいや平衡障害を引き起こすが，前庭リハビリテーションが有効である．

9) McDonnell MN, Hillier SL：Vestibular rehabilitation for unilateral peripheral vestibular dysfunction. Cochrane Database Syst Rev, 1：CD005397, 2015.

10) 時田　喬，原田康夫：「平衡訓練の基準」掲載にあたって／平衡訓練の基準．Equilibrium Res, **49**：159-169, 1990.

11) 澤井薫夫，伊藤八次，水田啓介ほか：めまい・平衡障害例の平衡訓練成績．Equilibrium Res, **56**：60-85, 1997.

12) 阿部　靖，伏木宏彰，角田玲子ほか：一側末梢性前庭障害症例に対する理学療法士介入による前庭リハビリテーションの試み．Equilibrium Res, **77**：30-37, 2018.
   Summary　難治性一側末梢性前庭機能患者6人に前庭リハを実施した結果，すべての条件で改善がみられ，特に閉眼ラバー条件で有意な改善が確認された．

13) 伊藤妙子，塩崎智之，和田佳郎ほか：理学療法士によるめまい平衡リハビリテーション—まほろば式—．Equilibrium Res, **77**：549-556, 2018.
   Summary　日本では，理学療法士によるVBRT(前庭リハビリテーション)が提供される例は少ないが，他国では多く報告されている．医療スタッフ間の連携を促進し，支援体制の構築が必要である．

14) 落合　敦，長沼英明：持続する平衡障害における北里大学方式めまいリハビリテーションとその評価．Equilibrium Res, **78**：16-22, 2019.

15) 田中亮造，加茂智彦，荻原啓文ほか：慢性一側性前庭障害患者の歩行能力に対する理学療法士介入前庭リハビリテーションの有効性について．Equilibrium Res, **78**：581-589, 2019.

16) 加茂智彦，荻原啓文，田中亮造ほか：慢性めまいに対する理学療法士による個別リハビリテーションの効果．理学療法学，**46**：242-249, 2019.

17) 平衡訓練の基準の改訂ワーキンググループ：平衡訓練／前庭リハビリテーションの基準—2021年改訂—．Equilibrium Res, **80**：591-599, 2021.

18) 日本めまい平衡医学会(編)：前庭リハビリテーションガイドライン2024年版．金原出版，2024.

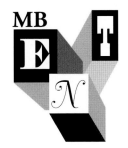

◆特集・実践！めまいに効く前庭リハビリテーション

前庭リハビリテーションガイドライン 2024 年版の解説と活用法

伏木宏彰*

Abstract めまい疾患により一側の末梢前庭機能が低下するとめまいや平衡障害が出現する．その後は末梢の前庭機能が回復しない場合でも中枢の前庭代償メカニズムが働き，めまいや平衡障害は次第に改善していくが，代償メカニズムが遅延してめまいや平衡障害が持続する例も少なくない．末梢前庭障害患者に対する前庭リハビリテーションは，安全かつ中等度から強いエビデンスがあり治療の新機軸として注目されている．
2021 年日本めまい平衡医学会は訓練基準を改訂しメカニズムに基づいた訓練方法の標準化を提案した．そして，2024 年に前庭リハビリテーションガイドライン（初版）を発刊した．ガイドラインでは前庭リハビリテーションの 4 つの原理，対象者，評価方法，段階的な訓練方法がイラストや動画を交えて解説されている．臨床課題として 11 のクリニカルクエスチョン（CQ）が設定され，システマティックレビューを通じて，エビデンスに基づいた推奨が提示されている．

Key words めまい（dizziness），前庭障害（vestibular hypofunction），前庭リハビリテーション（vestibular rehabilitation），ガイドライン（guideline），システマティックレビュー（systematic review），理学療法士（physiotherapist）

前庭リハビリテーションガイドライン発刊の経緯

前庭リハビリテーション（vestibular rehabilitation）は，1940 年代に Cawthorne と Cooksey により考案されたことに由来する[1)2)]．2015 年のコクランレビューにより，末梢前庭障害患者に対する前庭リハビリテーションは中等度から強いエビデンスがあり安全で効果的な方法であることが示された[3)]．一方，慢性化した末梢前庭障害に対する薬物治療による改善は限定的である[4)]．本邦では 1990 年に日本平衡神経科学会（日本めまい平衡医学会の前身）が訓練基準を提案した[5)]．以降，外来での訓練指導，冊子を配布してのホームエクササイズ，集団での訓練指導などの様々な形態で医師主導のもと前庭リハビリテーションが行われてきた．しかし，前庭リハビリテーションに対する一般の耳鼻咽喉科医の認知度は必ずしも高くなかった．このような背景を受けて，2021 年に一般社団法人日本めまい平衡医学会は訓練基準を改訂し標準的な訓練方法を提案した[6)]．さらに同学会は，本邦で最新の臨床研究の知見を踏まえた最善の前庭リハビリテーションが提供されることを目指し，2022 年に前庭リハビリテーションガイドライン作成ワーキンググループを設置し，ガイドラインの策定を行った．ワーキンググループのメンバーは同学会の正会員であり，前庭リハビリテーションに関する研究業績と臨床経験を有する医師 9 人と理学療法士 3 人の 12 人により構成された．ワーキンググループ長としてガイドラインの概要を解説する．

前庭リハビリテーションガイドライン 2024 年版の概要

前庭リハビリテーションガイドライン（図 1）に

---

* Fushiki Hiroaki, 〒339-8501 埼玉県さいたま市岩槻区浮谷320 目白大学保健医療学部言語聴覚学科，教授／同大学耳科学研究所クリニック，院長

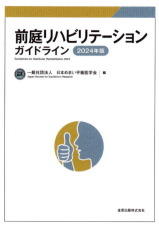

図 1. 前庭リハビリテーション 2024年版表紙

は前庭リハビリテーションの目的，定義，対象，評価，メカニズム，訓練方法，クリニカルクエスチョン(CQ)が記載されている[7]．

1．目的と定義

めまい疾患により一側の末梢前庭機能が低下すると，めまいや平衡障害が出現する．その後は末梢の前庭機能が回復しない場合でも中枢の前庭代償メカニズムが働き，めまいや平衡障害は次第に改善していくが，代償メカニズムが遅延してめまいや平衡障害が持続する例も少なくない．前庭リハビリテーションは，末梢前庭機能の低下により生じためまいや平衡障害によるADLの低下を改善し，転倒リスクを軽減して円滑な社会活動を営めるようにする目的で行われる．

前庭リハビリテーションは，めまい症状の軽減，運動時の視線の安定化，姿勢の維持，歩行などの身体運動が円滑に遂行できるようにデザインされた運動を反復する訓練である．

2．対象と評価

ガイドラインが対象とする主たる患者は，発症から3か月以上経過した慢性期の一側末梢前庭障害患者である．一側末梢前庭障害の原因疾患として，前庭神経炎，ハント症候群，聴神経腫瘍術後，間歇期のメニエール病などの末梢前庭性めまい疾患がある．原因不明の一側末梢前庭障害患者，急性期・亜急性期の末梢前庭障害患者，前庭性片頭痛，持続性知覚性姿勢誘発めまい，慢性期の両側末梢前庭障害患者，加齢性前庭障害患者も前庭リハビリテーションの対象としている．前庭機能が変動しているメニエール病の発作期，外リンパ瘻などの患者は対象としない．末梢前庭障害の診断には，温度刺激検査，ヘッドインパルス検査(head impulse test：HIT)，前庭誘発筋電位検査(vestibular evoked myogenic potential：VEMP)などの平衡機能検査を行い，判定基準に基づいて診断する．

前庭リハビリテーションを実施する前に，自覚症状，眼球運動やバランス・歩行機能を評価することが重要である(表1)．自覚症状/日常生活支障度/QOLの評価として，Visual Analog Scale (VAS)，Dizziness Handicap Inventory(DHI)，Activities-Specific Balance Confidence Scale (ABC scale)，36-Item Short-Form Health Survey(SF-36)が挙げられている．DHIはめまいやふらつきによる日常生活の支障度を評価する質問紙である．ABC scaleは転倒に注意しながら日常生活動作を行う自己効力感を評価する質問紙である．他覚所見の評価として，眼球運動検査：ビデオヘッドインパルス検査(vHIT)，回転検査，Dynamic Visual Acuity(動体視力)，バランス・歩行検査：直立・偏倚検査，重心動揺検査，歩行速度，Timed Up and Go test(TUG)，Dynamic Gait Index(DGI)，Functional Gait Assessment (FGA)が挙げられている．TUG，DGI，FGAは，移動能力・動的バランスや転倒リスクの評価指標である．TUGは広いスペースを必要とせず比較的短時間に行える．DGI・FGAでは，6 m歩行路が必要である．

その他，心理的側面，動作・姿勢や視覚刺激により生じるめまい感を評価する．不安や抑うつはめまい患者によく合併する精神症状で，めまい症状を増悪させることが知られている．特に不安は，めまいによる日常生活の支障度，活動量の低下，サルコペニアの合併に関連があることが示されており[8]〜[10]，めまい診療において重視すべき精神症状である．一側末梢前庭障害患者の姿勢制御は急性期には体性感覚依存であるが，慢性期にな

表 1. 主な評価項目

【自覚症状の評価】 ・Visual Analog Scale（VAS） ・Dizziness Handicap Inventory（DHI） ・Activities-Specific Balance Confidence Scale（ABC scale） ・36-Item Short-Form Health Survey（SF-36）
【他覚所見の評価】 ・ビデオヘッド・インパルス検査（vHIT） ・回転検査 ・Dynamic Visual Acuity（動体視力） 　解説：座位で被検者が頭部を動かさない条件と，検者による受動的な頭部左右水平回転中（2 Hz）の条件で，視力表で 　　　　視力を測定し比較する．視力表で視力が 3 段以上の乖離がみられた場合に前庭動眼反射の機能低下と判断する． ・直立・偏倚検査 ・重心動揺検査 ・歩行速度 ・Timed Up and Go test（TUG） 　解説：座位の状態から立ち上がり，3 m 先の目標物を回り，座位に戻るまでの時間をストップウォッチで計測する． 　　　　広いスペースを必要とせず簡便に行える．移動能力や動的バランス能力を評価する． ・Dynamic Gait Index（DGI） 　解説：通常歩行，歩行中に上下／左右への頭部運動，速度・方向の変化，コーンを避ける歩行，障害物の回避，階段 　　　　歩行などを要求する 8 つの課題から構成される．6 m の歩行路を必要とする． ・Functional Gait Assessment（FGA） 　解説：DGI をベースに開発された．DGI にタンデム歩行，閉眼歩行，後ろ向き歩行の 3 項目を追加し，コーンを避け 　　　　る歩行を除外した 10 項目の課題から構成される．6 m の歩行路を必要とする．
【その他の評価】 ・Hospital Anxiety and Depression Scale（HADS） ・新潟 PPPD 問診票（Niigata PPPD Questionnaire：NPQ） ・Motion Sensitivity Quotient（MSQ）

ると視覚依存になることが報告されている[11)12)]．

＜ポイント＞

評価をすることなく前庭リハビリテーションを行うように指示してはいけない．認知障害，視力障害，頸部疾患，高血圧，心疾患，不整脈などの合併症，転倒や四肢・脊椎椎体骨折の既往，人工関節置換術後，重度の骨粗鬆症などの既往歴のある患者に前庭リハビリテーションを実施する際には，頸部の痛みや転倒などに注意を要する．

3．メカニズム

本ガイドラインには前庭リハビリテーションを構成する「動的前庭代償」「適応」「感覚代行」「慣れ」の 4 つのメカニズムと，それに関連した訓練方法と期待される効果が解説されている．

1）動的前庭代償を促進する訓練

メカニズム：動的前庭代償は健側の前庭情報により進行する．まず，歩行に半規管刺激（頭部回転）や耳石器刺激（加速減速）を負荷して前庭代償を促進する訓練を行う．次に，起立して歩行→方向転換→椅子に座る，円周歩行を行う．

期待される効果：歩行の安定．

2）適応を誘導する訓練

（1）前庭動眼反射（半規管動眼反射）の適応を誘導する訓練

メカニズム：小脳・脳幹を介した前庭動眼反射の適応性変化を段階的に誘導する．まず，視標を固視しながら頭部運動を行う．頭部を水平または垂直方向に回転させて固定視標を固視する．適応の誘導には周波数特異性があるため，ゆっくりとした頭部回転から開始し，次第に周波数を増加させて 1 Hz 以上の高周波数で頭部を回転させる．次に，頭部と反対方向に動く視標を固視して適応を誘導する．続いて，固定視標を固視しながら歩行を行う．歩行時には頭部も動くため前庭動眼反射の適応が誘導され，しかも周辺視野が視運動刺激となり効果的に前庭動眼反射の適応が誘導される．

期待される効果：頭部運動に伴う視線の安定化の改善．

（2）前庭脊髄反射（半規管脊髄反射）の適応を誘導する訓練

メカニズム：姿勢制御は半規管脊髄反射のうち，主に前半規管脊髄反射と後半規管脊髄反射で行われ，外側半規管脊髄反射の関与は乏しい．頭部を上下垂直または左右傾斜方向に動かしながら前および後半規管を刺激する歩行により，前庭脊髄反射の適応を誘導する．

期待される効果：歩行の安定．

（3）前庭脊髄反射（耳石器脊髄反射）の適応を誘導する訓練

メカニズム：前庭脊髄反射はもっとも重要な立ち直り反射であり，低周波数の姿勢制御は主に耳石器脊髄反射で行われる．前庭脊髄反射は静止した状態では起こらないため，頭部を体幹とともに前後左右にゆっくりと傾けることで低周波数の前庭脊髄反射の適応を誘導する．開眼で空間での垂直軸を意識しながら傾け，立ち直りを促進する．閉眼（視覚情報を遮断した条件）で頭部を体幹とともに前後左右に傾けると，前庭脊髄反射が強化され適応が効率的に誘導される．

期待される効果：姿勢の安定．

3）感覚代行を誘導する訓練

メカニズム：低下した前庭情報を，体性感覚情報で代行することにより，感覚情報の重み付けの変化を誘導する．姿勢制御が視覚依存になると，動きのある視覚刺激などによりめまいを自覚して姿勢が不安定になる．足底の感覚に意識を集中させることにより中枢神経系での感覚再重み付けを誘導し，姿勢制御を視覚依存から体性感覚依存に変化させる．

床の上で開眼→床の上で閉眼→クッションの上で開眼と難易度を上げていく．

期待される効果：姿勢の安定．

4）慣れを誘導する訓練

メカニズム：末梢前庭の反応性低下と，中枢前庭系の脱感作，統合，再構築が関与していると考えられている．慣れを誘導してめまい症状を軽減する．

期待される効果：めまいに伴う QOL 低下の改善．

4．訓練方法（表2）

1）座位での頭部運動訓練

レベル1：
・頭部を左右水平または上下垂直方向に回転させながら固定視標を固視する．

レベル2：
・頭部を左右水平または上下垂直方向に回転させながら頭部と反対方向に左右水平または上下垂直方向に動く視標を固視する．

2）立位でのバランス訓練

転倒に十分注意しながら以下を段階的に行う．

レベル1：開眼
・垂直（鉛直）軸を意識しながら立位で頭部と体幹を前後または左右にゆっくり傾ける．
・足底で床からの感覚を意識しながら立位で身体を安定させるようにする．床の上で段階的に閉脚→継足→単脚直立で行う．

レベル2：閉眼
・レベル1を閉眼で行う．

レベル3：開眼
・足底で床からの感覚を意識しながら立位で身体を安定させるようにする．クッションの上で段階的に閉脚→継足で行う．

3）歩行訓練

転倒に十分注意しながら以下を段階的に行う．

レベル1：
・直線歩行（準備運動）
・頭部回転を伴う歩行
・加速減速を伴う歩行

レベル2：
・起立して歩行，方向転換→再び椅子に座る，円周歩行

レベル3：
・固定視標を固視しながらの歩行
・頭部を左右水平または上下垂直方向に回転させて固定視標を固視しながらの歩行

表 2. 段階的前庭リハビリテーションの実施方法

めまい症状や視線の不安定さ，バランスや歩行障害に応じて，座位での頭部運動訓練，立位でのバランス訓練，歩行訓練を組み合わせてそれぞれレベルを段階的に上げていく．

座位での頭部運動訓練		メカニズム
レベル 1	頭部を回転させながら固定視標を固視する（左右／上下方向）	前庭動眼反射の適応を誘導
レベル 2	頭部を回転させながら同じ速度で反対方向に視標を動かしつつ視標を固視する（左右／上下方向）	前庭動眼反射の適応を誘導

立位でのバランス訓練			メカニズム
レベル 1	開眼	頭部と体幹を前後または左右に傾斜 床の上で閉脚→継足→単脚直立	耳石器脊髄反射の適応を誘導 感覚代行と感覚再重み付けを誘導
レベル 2	閉眼	頭部と体幹を前後または左右に傾斜 床の上で閉脚→継足→単脚直立	耳石器脊髄反射の適応を誘導 感覚代行と感覚再重み付けを誘導
レベル 3	開眼	クッションの上で閉脚→継足	感覚代行と感覚再重み付けを誘導

歩行訓練		メカニズム
レベル 1	直線歩行，頭部回転を伴う歩行，加速減速を伴う歩行	動的前庭代償を促進 前庭脊髄反射の適応を誘導
レベル 2	椅子に座る→起立して歩行し方向転換→椅子に座る，円周歩行	動的前庭代償を促進
レベル 3	固定視標を固視しながらの歩行，頭部を回転させて固定視標を固視しながらの歩行	前庭動眼反射の適応を誘導

慣れを誘導する訓練	メカニズム
動作でめまいが生じる場合は，めまいを誘発する頭部や身体の動きを選択して繰り返す．頭部運動訓練，バランス訓練，歩行訓練と組み合わせて行う．	慣れを誘導
視運動性眼振刺激でめまいが生じる場合は，視運動性眼振刺激の動画を繰り返し見る．頭部運動訓練，バランス訓練，歩行訓練と組み合わせて行う．	慣れを誘導

4）慣れを誘導する訓練

　動作でめまいが生じる場合は，頭部運動訓練，バランス訓練，歩行訓練に加えて，めまいが生じる動作や姿勢を繰り返す．視運動性眼振刺激でめまいが生じる場合は，頭部運動訓練，バランス訓練，歩行訓練に加えて，視運動性眼振刺激の動画を繰り返し見る．

＜ポイント＞

　本ガイドラインにはイラスト付きで訓練方法が解説されている．QR コードが付いており訓練動画を閲覧できるようになっている．訓練を指導するうえで活用していただきたい．めまい症状や視線の不安定さ，バランスや歩行障害に応じて「座位での頭部運動訓練法」「立位でのバランス訓練法」「歩行訓練法」「慣れを誘導する訓練法」を組み合わせて段階的にレベルを上げていく．パンフレットを渡して自宅で行うように指示するだけでは正確な訓練は行われず継続率も低くなる[13]．

5．クリニカルクエスチョン（CQ）作成と推奨の提示

　PICO（P：patients, problem, population；I：intervention；C：comparisons, controls, comparator；O：outcomes）を用いて 11 の CQ を作成した（表 3）．アウトカムとしてめまい症状，視線の不安定，バランスや歩行障害，QOL の改善を選択した．文献検索は PubMed，Cochrane Library，医学中央雑誌を用いて実施した．システマティックレビューを行い Minds 診療ガイドライン作成マニュアル 2020ver. 3.0 に準拠して，エビデンスの確実性（強さ）を評価した．推奨は推奨の強さとエビデンスの確実性（強さ）に応じて表現した（表4）．本ガイドラインには，推奨，背景・目的，解説・エビデンス，文献の採用方法，参考文献が順に記載されている．

　表 5 に末梢前庭障害に対する前庭リハビリテーションの有効性に関連した CQ および推奨を示した．CQ1 は慢性期の一側末梢前庭障害に対する前

表 3. クリニカルクエスチョン（CQ）一覧

CQ1	慢性期の一側末梢前庭障害に前庭リハビリテーションは有用か？
CQ2	慢性期の両側末梢前庭障害に前庭リハビリテーションは有用か？
CQ3	急性期・亜急性期の末梢前庭障害に前庭リハビリテーションは有用か？
CQ4	高齢者の末梢前庭障害に前庭リハビリテーションは有用か？
CQ5	末梢前庭障害以外のめまい・平衡障害に前庭リハビリテーションは有用か？
CQ6	理学療法士の介入とホームエクササイズを併用した前庭リハビリテーションは有用か？
CQ7	ホームエクササイズのみによる前庭リハビリテーションは有用か？
CQ8	前庭リハビリテーションにはどの程度の訓練回数，時間，期間が必要か？
CQ9	前庭リハビリテーションはめまいによる QOL の低下の改善に有用か？
CQ10	前庭リハビリテーションはめまいに伴う抑うつや不安の改善に有用か？
CQ11	バイオフィードバックなどの医療テクノロジーを用いた前庭リハビリテーションは有用か？

（文献 7 より引用）

表 4. 推奨の表現方法

推奨は推奨の強さとエビデンスの確実性（強さ）を併記した．

推奨の強さ　1	強い推奨
エビデンスレベル A（強い）	効果が得られる根拠のレベルは高く，行うことを非常に強く推奨する．
エビデンスレベル B（中程度）	効果が得られる根拠のレベルは十分ではないことを理解したうえで，行うことを強く推奨する．
エビデンスレベル C（弱い）	効果が得られる根拠が不足していることを理解したうえで，行うことを推奨する．
エビデンスレベル D（非常に弱い）	効果が得られる根拠が不確実であることを理解したうえで，行うことを推奨できる．
推奨の強さ　2	弱い推奨
	エビデンスのレベルにかかわらず，提案する．

（文献 7 より引用）

表 5. 末梢前庭障害に対する前庭リハビリテーションの有用性に関した CQ および推奨

クリニカルクエスチョン（CQ）	推奨		
CQ1：慢性期の一側末梢前庭障害に前庭リハビリテーションは有用か？	前庭リハビリテーションは，一側末梢前庭障害による慢性期のめまい症状，バランスや歩行障害の改善に効果が得られる根拠のレベルが高く，行うことを非常に強く推奨する．	推奨の強さ　1	
		エビデンスレベル A	
CQ8：訓練回数，時間，期間	リハビリテーション専門職による適切な指導のもと，1 日 3～5 回の頻度，1 日あたりの訓練時間は 20 分から開始して 30 分以上（20～40 分）を目標とし，4 週以上（1～2 か月）の訓練量を推奨する．	エビデンスレベル C	
CQ2：慢性期の両側末梢前庭障害に前庭リハビリテーションは有用か？	前庭リハビリテーションは，両側末梢前庭障害による慢性期のめまい症状の改善や視線の安定化，バランスや歩行障害の改善に効果が得られる根拠のレベルが十分ではないことを理解したうえで，行うことを強く推奨する．	推奨の強さ　1	
		エビデンスレベル B	
CQ8：訓練回数，時間，期間	リハビリテーション専門職による適切な指導のもと，1 日 3～5 回の頻度，1 日あたりの訓練時間は 20 分から開始して 40 分以上（40～60 分）を目標とし，6 週以上（1～2 か月）の訓練量を推奨する．	エビデンスレベル C	
CQ3：急性期・亜急性期の末梢前庭障害に前庭リハビリテーションは有用か？	前庭リハビリテーションは，末梢前庭障害による急性期・亜急性期のめまい症状の改善や視線の安定化，バランスや歩行障害の改善に効果が得られる根拠のレベルが十分ではないことを理解したうえで，行うことを強く推奨する．急性期に実施する際は，悪心・嘔吐や転倒に注意する．	推奨の強さ　1	
		エビデンスレベル B	
CQ8：訓練回数，時間，期間	リハビリテーション専門職による適切な指導のもと，1 日 3～5 回の頻度，1 日あたりの訓練時間は 20 分以上（20～40 分）を目標とし，4 週以上（1～2 か月）の訓練量を推奨する．急性期に実施する際は，悪心・嘔吐や転倒に注意する．	エビデンスレベル C	

（文献 7 より引用）

表 6. 理学療法士介入に関した CQ および推奨

クリニカルクエスチョン（CQ）	推奨		
CQ6：理学療法士の介入とホームエクササイズを併用した前庭リハビリテーションは有用か？	理学療法士の介入とホームエクササイズを併用した前庭リハビリテーションは，末梢前庭障害によるめまい症状，バランスや歩行障害の改善に効果が得られる根拠のレベルが高く，行うことを非常に強く推奨する．	推奨の強さ　1	
		エビデンスレベル A	
CQ7：ホームエクササイズのみによる前庭リハビリテーションは有用か？	ホームエクササイズのみによる前庭リハビリテーションは，末梢前庭障害によるめまい症状，バランスや歩行障害の改善に効果が得られる根拠のレベルが十分ではないことを理解したうえで，行うことを強く推奨する．	推奨の強さ　1	
		エビデンスレベル B	

（文献 7 より引用）

庭リハビリテーションの有効性に関連する．前庭リハビリテーションは，一側末梢前庭障害による慢性期のめまい症状，バランスや歩行障害の改善に効果が得られる根拠のレベルが高く，行うことを非常に強く推奨する（推奨の強さ 1，エビデンスレベル A）．1 日の訓練回数，時間，期間に関して直接比較した研究結果はなくエビデンスレベルは弱いものの，訓練量の目安として，リハビリテーション専門職による適切な指導のもと，1 日 3～5 回の頻度，1 日あたりの訓練時間は 20 分から開始して 30 分以上（20～40 分）を目標とし，4 週以上（1～2 か月）の訓練量を推奨する（推奨の強さ 1，エビデンスレベル C）．

表 6 に理学療法士の監督指導の有効性に関連した CQ および推奨を示した．理学療法士の介入とホームエクササイズを併用した前庭リハビリテーションは，末梢前庭障害によるめまい症状，バランスや歩行障害の改善に効果が得られる根拠のレベルが高く，行うことを非常に強く推奨する（推奨の強さ 1，エビデンスレベル A）．

＜ポイント＞

本ガイドラインではめまい診療の将来を見据えた CQ も設定されいる．本邦では超高齢社会を迎え，めまいを有する高齢者の増加が予想される（関連：CQ4）．前庭性片頭痛（vestibular migraine），持続性知覚性姿勢誘発めまい（persistent postural-perceptual dizziness：PPPD）においても効果が報告されている（関連：CQ5）．近年，医療テクノロジーの進歩に伴い，遠隔支援システムを用いて前庭リハビリテーションを行うことが試みられている（関連：CQ11）．また，バーチャルリアリティやバイオフィードバック，感覚代行理論に基づく医療機器を前庭リハビリテーションに応用す

ることも取り組まれている（関連：CQ11）．

今後の展望

2024 年に前庭リハビリテーションガイドライン（初版）が発刊された．2018 年度の一般社団法人日本めまい平衡医学会主催の平衡機能検査技術講習会から臨床検査技師，看護師，言語聴覚士に加えて，理学療法士の参加が認められ，医師以外の医療職に前庭リハビリテーションを学ぶ機会が広がっている．2021 年 8 月には日本前庭理学療法研究会が発足した．医師とリハビリテーション専門職とが連携して前庭リハビリテーションを実施できる体制が整いつつある．一刻も早く保険診療として行われることが望まれる．

参考文献

1) Cawthorne T：Vestibular Injuries. Proc R Soc Med, **39**：270-273, 1946.
2) Cooksey FS：Rehabilitation in Vestibular Injuries. Proc R Soc Med, **39**：273-278, 1946.
3) McDonnell MN, Hillier SL：Vestibular rehabilitation for unilateral peripheral vestibular dysfunction. Cochrane Database Syst Rev, **1**：CD005397, 2015.
   Summary　一側末梢前庭障害に対する前庭リハビリテーションの効果に関する 29 の研究についてのメタアナリシス．
4) 肥塚　泉：前庭神経炎診療ガイドライン 2021 年版．医学のあゆみ，**282**：194-196, 2022.
5) 時田　喬，原田康夫：「平衡訓練の基準」掲載にあたって．Equilibrium Res, **49**：159-167, 1990.
6) 平衡訓練の基準の改訂ワーキンググループ：平衡訓練/前庭リハビリテーションの基準―2021 年改訂―．Equilibrium Res, **80**：591-599, 2021.
7) 日本めまい平衡医学会（編）：前庭リハビリテーションガイドライン 2024 年版：pp.4-81．金原

出版, 2024.

8) Kamo T, Ogihara H, Tanaka R, et al：Relationship between physical activity and dizziness handicap inventory in patients with dizziness-A multivariate analysis. Auris Nasus Larynx, **49**：46-52, 2022.

9) Kamo T, Ogihara H, Tanaka R, et al：Prevalence and Risk Factors of Sarcopenia in Patients with Dizziness. Otol Neurotol, **43**：e1024-e1028, 2022.
Summary 地域居住の対照群と比較して高齢者のめまい患者群のサルコペニア併存率は約2倍．めまいサルコペニアは低骨格筋量と低身体機能が特徴．

10) Ogihara H, Kamo T, Tanaka R, et al：Factors affecting the outcome of vestibular rehabilitation in patients with peripheral vestibular disorders. Auris Nasus Larynx, **49**：950-955, 2022.

11) Lacour M, Barthelemy J, Borel L, et al：Sensory strategies in human postural control before and after unilateral vestibular neurotomy. Exp Brain Res, **115**：300-310, 1997.

12) Herdman SJ：Role of vestibular adaptation in vestibular rehabilitation. Otolaryngol Head Neck Surg, **119**：49-54, 1998.

13) Yardley L, Kirby S：Evaluation of booklet-based self-management of symptoms in Meniere disease：a randomized controlled trial. Psychosom Med, **68**：762-769, 2006.

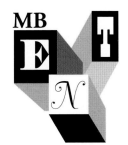

◆特集・実践！めまいに効く前庭リハビリテーション

病院で行う前庭リハビリテーション

塩崎智之[*1] 北原 糺[*2]

Abstract 前庭リハビリテーションガイドライン 2024 年度版では，理学療法士の介入とホームエクササイズを併用した前庭リハビリが末梢前庭障害に有効であると強く推奨されている．MAHOROBA 式前庭リハビリは，多職種の協力により，診断から治療までを効果的に実施している．週 1 回の理学療法セッションと自宅での練習により，患者の自主練習実施率は 90％以上であった．主観的なめまい感と姿勢制御能力の改善を認める効果的な治療ではあるが，本邦では保険制度の課題と理学療法士の教育不足が障壁となっている．今後，前庭リハビリの普及が望まれている．

Key words 理学療法士(physical therapists)，多職種協働(multi-professional collaboration)，前庭リハビリテーション(vestibular rehabilitation)，活動と参加(activities & participation)，国際生活機能分類(International Classification of Functioning, Disability and Health)

はじめに

前庭リハビリテーションガイドライン 2024 年度版では，理学療法士の介入とホームエクササイズを併用した前庭リハビリテーションは，末梢前庭障害によるめまい症状，バランスや歩行障害の改善に効果が得られる根拠のレベルが高く，行うことを非常に強く推奨している[1]．また，めまい症例の高齢化が進んでおり，疾患由来のめまいだけではなくベスティブルフレイル(frailty of the vestibular system)[2)3)]も重複し，本邦で一般的に行われているホームエクササイズの指導のみで治療効果が低いことが問題となっている．2024 年の統計では本邦における理学療法士の免許取得者は約 21 万人であり，勤務実態の調査では半数が病院での業務を行っている[4]．そのため，病院では人員配置として医師と理学療法士が協働して前庭リハビリテーションを実施することが比較的容易である．本稿では当科で実施している MAHOROBA 式前庭リハビリテーションを例に医師と理学療法士が協働して実施する前庭リハビリテーションの流れと効果について説明する．

当科で実施している MAHOROBA 式前庭リハビリテーションの流れ

当科では適切な診断を行ったうえで，めまいの原因を特定したのちに前庭リハビリテーションの適応を主治医が判断する．そのために，めまい検査入院にて言語聴覚士，臨床検査技師，看護師が中心となり各種平衡機能検査，聴覚検査，内リンパ水腫推定検査，アンケート調査を実施する．様々な職種のスタッフがかかわることで検査結果を多面的に解釈することができるだけでなく，診察時の問診で症例が表出できなかったことを情報共有することもあり，適切な診断に結び付けることができる．2014 年 7 月〜2024 年 6 月までの 10

[*1] Shiozaki Tomoyuki, 〒634-8521 奈良県橿原市四条町 840 奈良県立医科大学耳鼻咽喉・頭頸部外科／めまいセンター，講師
[*2] Kitahara Tadashi, 同，教授

表 1. 2014～2024 年のめまい検査入院患者の疾患統計

741 例中メニエール病の割合が一番多く一側末梢前庭障害，BPPV と続く．この 3 つの疾患を合わせると 85%程度となる．

病名	割合
メニエール病	50.9%
一側末梢前庭障害	18.9%
BPPV	15.1%
起立性調節障害	4.0%
前庭性片頭痛	3.1%
中枢性めまい	3.0%
両側前庭障害	2.6%
聴神経腫瘍	1.3%
心因性	0.9%
その他の末梢性めまい	1.5%
いわゆるめまい症	0.9%

年間で 741 例の原因不明のめまい患者がこの検査入院のシステムを利用し，原因がわからなった症例は0.9%であった(表1)．このことからも当科の検査入院システムはめまいの診断がつかず治療法がわからない患者の最後の砦となっていることがわかる．最後の砦としての治療の一つがMAHOROBA 式前庭リハビリテーションである．

当科の前庭リハビリテーションを実施する適応基準としては ① 内服治療などを 3 か月以上実施している慢性期であること，② 発作性のめまいではないこと，③ 意思疎通が可能なことである．MAHOROBA 式前庭リハビリテーションが開始となった 2017 年 9 月～2024 年 8 月までの 7 年間で，当科検査入院を実施した 360 例中 158 例(43.9%)が MAHOROBA 式前庭リハビリテーションを実施した．疾患としては一側末梢前庭障害が一番多く 93 例(58.9%)で BPPV 後の遷延する浮動性めまいが23 例(14.6%)，両側前庭障害が14 例(8.9%)の順番で多い．平均年齢は61.9歳で22～84 歳と年齢層に幅があり 65 歳以上の高齢者は 84 例(53.2%)で半数を占める．

当科でめまい検査入院の検査結果を説明する際には主治医と理学療法士が同席し，めまいの原因について検査結果を提示しながら詳細に説明する．前庭リハビリテーションの適応になる症例については主治医がめまい改善のメカニズムを伝え，症例に納得してもらったうえで開始することを重視している．

前庭リハビリテーションの実践については理学療法士が中心となる．週 1 回のペースで 40～60 分の理学療法セッションを 6 か月間実施している．対象者は自宅で毎日 30 分×2 セット程度の自主練習を行い，自主練習管理帳へ実施状況を記載する．理学療法セッションで行うことは自主練習内容の指導・確認，苦手動作の練習，目標達成状況の確認などである．自主練習はすべての症例で統一したものを使用しており，難易度が 3 段階あり徐々に難易度を上げていくシステムとなっている(図1)．このMAHOROBO 式前庭リハビリテーションシステムの重要なところはアドヒアランスを高めることである．Yardley らは冊子を渡して前庭リハビリテーションを自主練習で行ってもらった際に 9～12 週間継続して練習できたのは35%にとどまったことを報告している[5]．簡素化したメニューで症例の状態によって難易度を上げることと理学療法士が毎週実施状況を確認し，叱咤激励することは重要であり実際に当科で前庭リハビリテーションを実施した症例の自主練習実施率は 90%以上を超えている．

また，理学療法士は耳鼻咽喉科だけでなく整形外科や脳神経内科など様々な診療科の症例を担当するため，内耳の問題だけでなく運動器や神経系の評価から適切な介入を実施することができる．特に，めまい患者の高齢化も大きな問題となっており，様々な合併症に対する運動指導ができる点でも理学療法士による前庭リハビリテーションは重要である．

もう一点重要なこととして目標設定と達成状況の確認を実施することである．リハビリテーションとは全人間的復権という意味であり，障害や麻痺が残ったとしてもその人らしく生活することを目指すことである．内耳有毛細胞は再生することはないため慢性期のめまい症例では半規管麻痺や耳石器障害が完全に元に戻ることは考えにくい．残存機能の強化や他の機能での代償を目指すのが

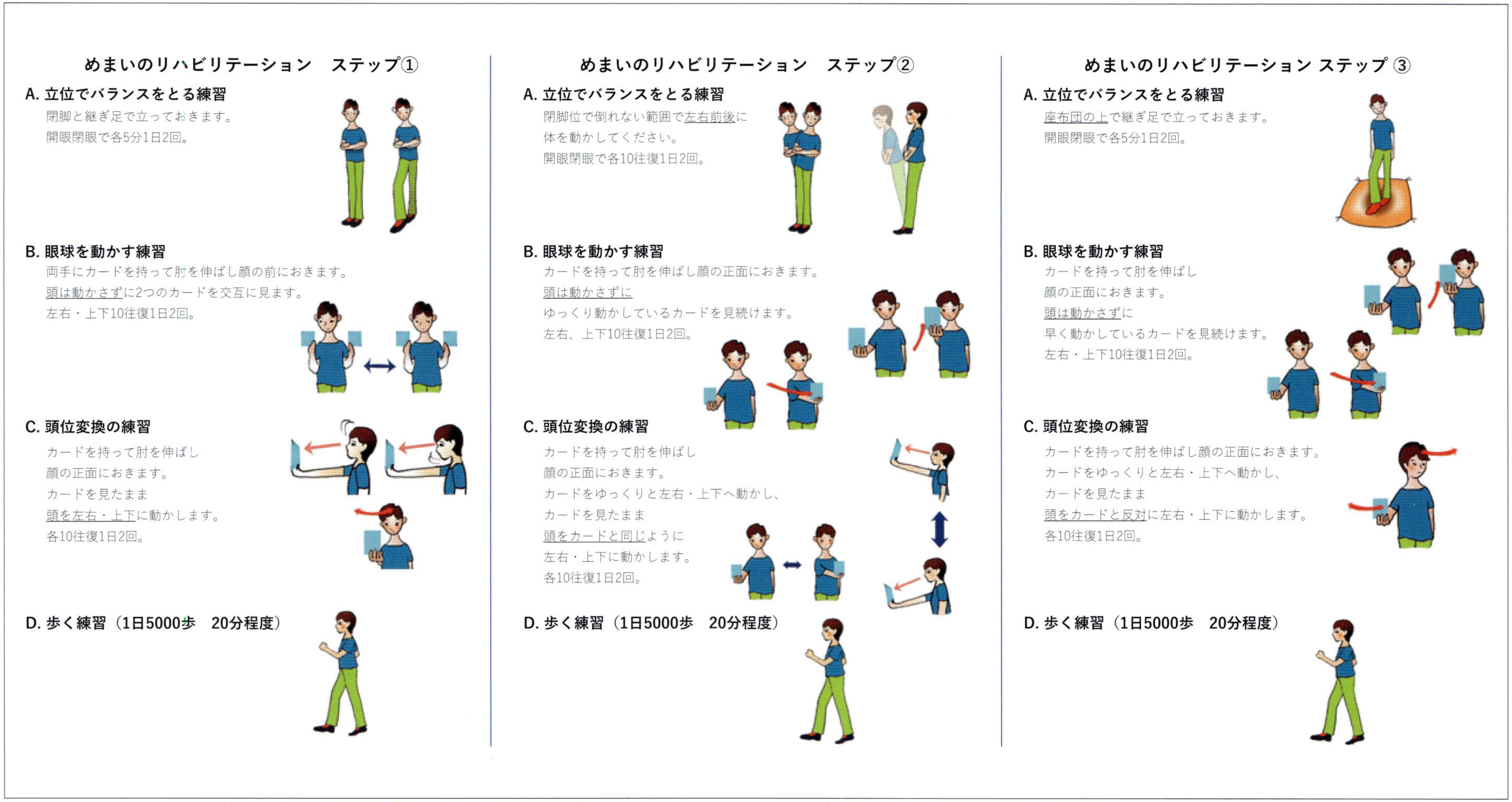

めまいのリハビリテーション ステップ①

A. 立位でバランスをとる練習
閉脚と継ぎ足で立っております。
開眼閉眼で各5分1日2回。

B. 眼球を動かす練習
両手にカードを持って肘を伸ばし顔の前におきます。
頭は動かさずに2つのカードを交互に見ます。
左右、上下10往復1日2回。

C. 頭位変換の練習
カードを持って肘を伸ばし
顔の正面におきます。
カードを見たまま
頭を左右・上下に動かします。
各10往復1日2回。

D. 歩く練習 (1日5000歩 20分程度)

めまいのリハビリテーション ステップ②

A. 立位でバランスをとる練習
閉眼位で倒れない範囲で左右前後に
体を動かしてください。
開眼閉眼で各10往復1日2回。

B. 眼球を動かす練習
カードを持って肘を伸ばし顔の正面におきます。
頭は動かさずに
ゆっくりカードを見続けます。
左右、上下10往復1日2回。

C. 頭位変換の練習
カードを持って肘を伸ばし
顔の正面におきます。
カードをゆっくりと左右・上下へ動かし、
カードを見たまま
頭をカードと同じように
左右・上下に動かします。
各10往復1日2回。

D. 歩く練習 (1日5000歩 20分程度)

めまいのリハビリテーション ステップ③

A. 立位でバランスをとる練習
座布団の上で継ぎ足で立っております。
開眼閉眼で各5分1日2回。

B. 眼球を動かす練習
カードを持って肘を伸ばし
顔の正面におきます。
頭は動かさずに
早く動かしているカードを見続けます。
左右・上下10往復1日2回。

C. 頭位変換の練習
カードを持って肘を伸ばし顔の正面におきます。
カードをゆっくりと左右・上下へ動かし、
カードを見たまま
頭をカードと反対に左右・上下に動かします。
各10往復1日2回。

D. 歩く練習 (1日5000歩 20分程度)

図 1. MAHOROBA 武前庭リハビリテーションプログラム

バランス練習、眼球運動練習、頭位変換の練習、歩行練習の4種類の練習がある。ステップ 1.2.3 の順番で練習で難易度が上がる。患者の状態をみてステップを上げていく。

前庭リハビリテーションのメカニズムではあるが，一度感じためまいが全症例で消えてなくなるという治療ではない．そこで重要なのが国際生活機能分類[6]における活動参加レベルでの目標を患者と共有することである．そのためにはめまい症状だけでなく，生活状況やめまい発症後の活動制限などの聴取は必須となる．MAHOROBA式前庭リハビリテーションは外来での治療であるため次の通院まで課題を詳細に設定し，段階的に目標を達成することができる．短期的な目標を設定し，達成を繰り返し生活の変化を共有することで改善の実感をもってもらい，めまいをもちながら元気な生活を目指してもらう．そのことがめまいに対しての過度な執着を減らし，めまいによる日常生活での問題がなくなり生活の質を高めることにつながる．

病院での前庭リハビリテーションでは医師のみでなくリハビリテーション専門職（理学療法士，作業療法士，言語聴覚士）や看護師，臨床心理士，臨床検査技師など多くの職種でチームとなり症例と向き合うことが様々な視点での気づきを生み，治療効果を高めると考えられる．時間を割く必要があることに時間を割き，多職種で協力し患者主体の医療を提供することが重要である．

MAHOROBA式前庭リハビリテーションの効果

本邦では末梢前庭障害に対する前庭リハビリテーションの報告はいまだ少ない状況ではあるが，少しずつ報告がみられてきている[7)8]．我々もMAHOROBA式前庭リハビリテーションの効果を調査するためランダム化比較試験を実施した[7]．対象は温度刺激検査，vHIT，cVEMPのいずれかで一側の機能低下がみられる末梢前庭障害症例47例とした．医師と理学療法士が協働して週1回の前庭リハビリテーションを実施した介入群と医師が2か月に1回の頻度で生活指導を実施した対照群で，主観的なめまい感の改善の違いを調査した[9]．介入群と対照群ともに改善を認めたが，めまいによる活動性の障害，視覚刺激・頭位変換

によるめまいの増悪，めまいによる身体行動の制限の項目で介入群の改善効果が高かった（図2）．この報告でも海外の報告と同様で医師と理学療法士が協働で介入する前庭リハビリテーションは改善効果が高まることが示された．

また，我々は活動参加レベルでの改善をみるために身体活動量計を対象者に装着してもらい，日常生活における活動量の変化を調査した．その結果，軽強度身体活動量の介入2か月後時点での改善量は介入終了時の主観的なめまい感の改善量と正の相関を示した．介入終了時には対照群と比較して介入群では軽強度身体活動量の増加を認めた．軽強度身体活動量とは1.5～3.0 METsの活動でありウォーキングや家事動作などが該当し，激しい運動というよりも負担なく行える活動で誰もが意識を変えることで増やすことができる活動である．この結果から医師と理学療法士が協働で介入するMAHOROBA式前庭リハビリテーションは活動・参加レベルを改善させる効果が高く，日常生活における活動が変化することにより主観的なめまい感の改善効果を後押しすることが示された．

MAHOROBA式前庭リハビリテーションの効果は主観的なめまい感のみでなく客観的な指標にも影響がみられる．介入群では姿勢制御における前庭覚の関与が高いといわれるフォームラバー上で閉眼した状態での足圧中心変位の動揺速度と外周面積において実施前後に大幅に減少した．同様に応用歩行の安定性を評価するfunctional gait assessmentにおいても前庭リハビリテーションを実施した群で有意な改善を認めた．対照群である医師による生活指導においても応用歩行能力などに若干の改善を認めるが，前庭リハビリテーションをすることで短期間のうちに大幅な改善を示した．姿勢の専門家でもある理学療法士の指導の下で適切なバランス練習をすることでふらつきが軽減することも重要な要素と考えられる．

MAHOROBA式前庭リハビリテーションの対象者は高齢者が半数を占めるため，若年者と高齢

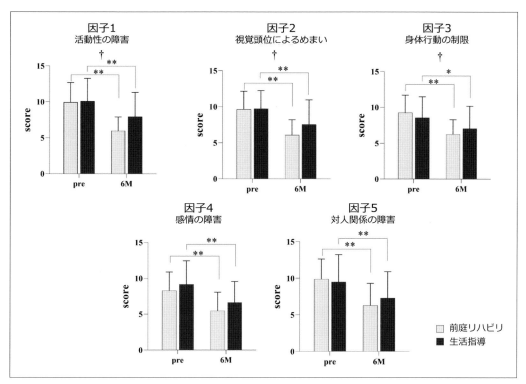

図 2. リハビリテーション前後のめまいによる日常生活障害度アンケートの結果
めまいによる日常生活障害度アンケートは点数が高いほど主観的なめまい感が強いことを示す．MAHOROBA 式前庭リハビリテーションを行った群では生活指導の群と比べて 6 か月時点での改善効果が高かったことが示された．白いバーは前庭リハビリテーションを行った群で黒いバーは生活指導を行った群である．

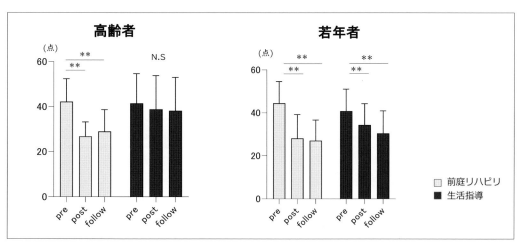

図 3. 高齢者と若年者のリハビリテーション前後，フォローアップのめまいによる日常生活障害度アンケートの結果
高齢者，若年者ともに介入前から 6 か月後の介入後評価，12 か月後のフォローアップ評価で前庭リハビリテーションを実施した群で生活指導のみの群と比較して主観的なめまい感の高い改善効果を認めた．生活指導群では若年者では改善を認めたが，高齢者では改善を認めなかった．

者で効果に違いがあるのかという点の調査も行った．その結果，若年者でも高齢者でも前庭リハビリテーションを実施した群では6か月後，12か月後に有意に主観的なめまい感が軽減した．その改善効果は医師による生活指導のみの群と比較して高いことが示された．また，生活指導のみでも若年者は6か月後，12か月後に主観的なめまい感の改善を認めるが，高齢者では認めないことがわかった(図3)．応用歩行能力についても同様の傾向がみられた．臨床で実感している方は多いかもしれないが，特に高齢者ではどんなに一生懸命に指導したとしても診察室での指導のみではめまい感の改善効果が乏しいのである．この問題点を解決するためには理学療法士と協働での前庭リハビリテーションが必要になると考える．そのため，高齢者では特に病院で行う前庭リハビリテーションが重要となる．

前述したように我々の施設ではリハビリテーション専門職が介入開始時に，生活における変化に着目して目標を立てて，それを患者と共有することを重要視している．実際に我々の施設で前庭リハビリテーションを実施した患者の達成した目標には職場復帰，1人での買い物，友人とのランチ，旅行，スキー，ロードバイク，登山，カメラ撮影，歌舞伎鑑賞，コスプレイベントへの参加，神社仏閣巡りなど多種多様なものがみられた．この目標を達成するために60分の理学療法セッションの中で情報収集や模擬動作の確認，実施時の注意点の説明などを実施している．必要であれば主治医と患者・関係者で面談を行い，患者の病状の説明や実施する際の注意点を説明する．目標を達成した際にも継続してモニタリングし，自立して持続可能な状態まで介入を行う．国際生活分類における参加レベルでの目標を立て達成した患者は明確な目標を立てることができなかった患者と比べて，介入前後の主観的なめまい感の改善効果が格段に高いことも示された．

病院で行う前庭リハビリテーションの課題と展望

本邦では我々の施設のように医師，理学療法士，看護師，言語聴覚士，臨床検査技師が協働して前庭リハビリテーションを実施している施設は数えるほどである．その一番の理由としては前庭リハビリテーション料が保険収載されていないことである．疾患別リハビリテーション料は時間で保険点数が決められており，理学療法士1人が1日にリハビリテーションを提供できる時間は概ね6時間と法律で定められている．病院の理学療法士は脳血管疾患，運動器疾患，呼吸器疾患，心大血管疾患，廃用症候群のリハビリテーションに従事しており前庭リハビリテーションを実施することで病院の売り上げが低下してしまう．その結果，積極的に前庭リハビリテーションを行う施設が少なくなる．ただし，発症180日以内の前庭神経炎と聴神経腫瘍術後の患者については脳血管疾患等リハビリテーション料の対象疾患である末梢神経障害，開頭術後に該当する．DPCデータを用いて急性期前庭神経炎の診断を受け入院した患者のうち疾患別リハビリテーションが算定されているかを調査した報告がある[10]．その報告では2014～2020年の間で入院した急性期前庭神経炎809人のうち脳血管疾患等リハビリテーション料を算定した患者は59人(7.3％)であった．診療科としては耳鼻咽喉科がもっとも多く528人の患者を担当しており，脳血管疾患等リハビリテーション料を算定した患者は25人(4.7％)と少なかった．多くの患者は急性期症状を脱したのちに早期に退院していることが考えられるが，前庭神経炎の患者のうち3か月後に浮動感を訴える患者は31.2％いたという報告もあり[11]，めまいの慢性化を防ぐためには急性期の前庭リハビリテーションは足りていないと考えてよい．その原因としては耳鼻咽喉科医と理学療法士のパイプがないということもあるが，理学療法士の前庭リハビリテーションの知識が不足していることが大きいと考える．

理学療法士に対するアンケート調査では学生時

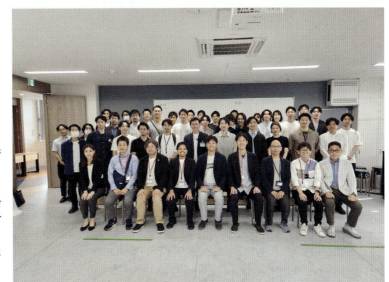

図 4.
第3回日本前庭理学療法研究会学術集会の風景
福岡県の令和健康科学大学で実施された第3回日本前庭理学療法研究会学術集会には147人参加した．参加者は理学療法士，作業療法士，看護師，医師，トレーナー，機器メーカー職員などであった．

代にめまい・平衡医学に関して学ぶ機会があったと答えた割合は14%であった[12]．それだけでなく卒後教育でも学ぶ機会は少なく耳鼻咽喉科医が前庭リハビリテーションのオーダーを出したとしても適切な前庭リハビリテーションを提供できる理学療法士は少ないため，耳鼻咽喉科医が自施設の理学療法士の教育をする必要がある．実際に筆者も前庭リハビリテーションを開始した直後はめまい平衡医学を専門とする耳鼻咽喉科医に指導を受けつつ臨床を行っていた．その状況を打開するため2021年に日本前庭理学療法研究会を設立し，めまい・平衡医学の教育の場の提供，学術レベルの向上を目的に活動している．開始時は7人で設立した会ではあるが2024年9月の時点で会員数は200人を超えている．3年間で14回のセミナーを実施し，参加者数は延べ1,093人となっている．また，学術集会も3度実施し第1回奈良（参加者86人），第2回群馬（参加者106人），第3回福岡（参加者147人）と着実に認知度が高まっている（図4）．しかし，まだ十分な数の理学療法士がめまい・平衡医学の知識をもっているとは言い難いため，さらなる発展が必要であると考えている．

実際に少しずつではあるがめまい専門の耳鼻咽喉科医がリハビリテーション部へ打診し，前庭リハビリテーションを開始した病院が増えてきている．当事者に話を聞くと多くの病院で順調に進んでいるようである．医師からは今まで自ら指導していた前庭リハビリテーションと比較して改善の高さを実感するとの意見が多く，理学療法士からは知らない知識を学び患者がよくなっていく実感があるのでやりがいを感じるとの声を聴く．今後，さらに耳鼻咽喉科医と理学療法士が良好な関係を築き全国の病院で前庭リハビリテーションが標準的に行われることを願う．

おわりに

本稿では医師・リハビリテーション専門職・看護師・臨床検査技師のチームで行う病院での前庭リハビリテーションの概要と効果，今後の展望について述べた．自施設ではそのような組織での前庭リハビリテーションを行う基盤がないと嘆くのではなく，チーム作りを行っていく必要がある．医師も各職種もやりたくないのではなく，できたらいいなという状態で止まってしまっているのが現状であると考える．前庭リハビリテーションについてはガイドラインにおいても多職種で行うことを強く推奨しており，多くの耳鼻咽喉科医が他職種と協働していくことが患者にとってよい医療の提供に結び付くと思われる．

引用文献

1) 日本めまい平衡医学会（編）：前庭リハビリテーションガイドライン2024年版：pp.58-60．金原出版，2024．

2) Kitahara T, Shiozaki T, Hosoi H：Frailty of the vestibular system in the super-aging society—review—. J Int Adv Otology, **20**：76-80, 2024.
   Summary　ベスティブルフレイルは加齢により半規管機能，耳石器機能が低下し平衡機能に問題が生じる状態である．高齢者の転倒の原因の一つとなり，超高齢社会の到来に向けて克服すべき問題として注目されている．

3) 北原　紀, 細井裕司：平衡覚機能のフレイル（ベスティブルフレイル）. Prog Med, **43**：579-583, 2023.

4) 日本理学療法士協会統計情報　会員の分布. https://www.japanpt.or.jp/activity/data/

5) Yardley L, Kirby S：Evaluation of booklet-based self-management of symptoms in Meniere disease：a randomized controlled trial. Psychosom Med, **68**(5)：762-769, 2006.
   Summary　メニエール病患者360例を対象に行った3群のRCTである．冊子を使った前庭リハビリテーションを実施した2群では症状の改善を認めた．

6) 世界保健機関（WHO）：国際生活機能分類—国際障害分類改訂版—. 中央法規, 2001.

7) 森本浩之, 浅井友詞, 二木淳一ほか：難治性めまい患者に対する個別リハビリテーションの効果（第2報）—J-DHI項目別に分析した日常生活の支障について—. Equilibrium Res, **76**(1)：32-39, 2017.

8) Tanaka R, Fushiki H, Tsunoda T, et al：Effect of Vestibular Rehabilitation Program Using a Booklet in Patients with Chronic Peripheral Vestibular Hypofunction：A Randomized Controlled Trial. Prog Rehabil Med, **8**：20230002, 2023.

9) Shiozaki T, Ito T, Wada Y, et al：Effects of Vestibular Rehabilitation on Physical Activity and Subjective Dizziness in Patients With Chronic Peripheral Vestibular Disorders：A Six-Month Randomized Trial. Front Neurol, **12**：656157, 2021.
   Summary　MAHOROBA式前庭リハビリテーションは生活指導のみと比べて主観的なめまい感の軽減と日常生活における身体活動量の増加の効果がみられる．

10) Kamo T, Momosaki R, Ogihara H, et al：The utilization and demographic characteristics of in-hospital rehabilitation for acute vestibular neuritis in Japan. Auris Nasus Larynx, **49**(5)：762-767, 2022.
    Summary　日本の急性期前庭神経炎のリハビリテーションの処方の割合は4.7%であった．

11) Silvoniemi P：Vestibular neuronitis. An oto-neurological evaluation. Acta Otolaryngol Suppl, **453**：1-72, 1988.

12) 前田佑輔, 伏木宏彰, 角田玲子ほか：アンケート調査からみた前庭リハビリテーションに対する理学療法士の関心度について. Equilibrium Res, **76**(6)：692-697, 2017.

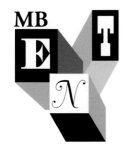

◆特集・実践！めまいに効く前庭リハビリテーション

クリニックにおける前庭リハビリテーション

山田　理[*1]　小川佳伸[*2]

Abstract 幅広い患者層を診療している一般耳鼻咽喉科クリニックである当院における，めまい診療と前庭リハビリテーションの現状，診断プロセス，患者の人口統計，リハビリテーション介入の結果について分析した．リハビリテーション実施率は，初診時の診断結果や担当医の専門性に影響を受けることが確認された．限られたスペースと人員のため実践的なリハビリテーション指導が難しい状況であり，教育パンフレットやオンラインリソースの活用など，患者の治療効果を向上させるための様々な戦略を取り入れている．今後，複数の医師がいる場合での一貫したリハビリテーション指導を確保することや，長期間の通院患者が家庭でのエクササイズを続けられるよう支援することが課題となっている．リモートリハビリテーションの可能性についても検討したが，その有効性を最大化するためには，克服すべき課題が存在する．

Key words めまい(vertigo)，平衡障害(balance disorder)，クリニック(clinic)，前庭リハビリテーション(vestibular rehabilitation)，リハビリテーションパンフレット(rehabilitation pamphlet)

はじめに

前庭リハビリテーションは，薬物治療に限界がある慢性期のめまいや平衡障害に対して有効な治療手段である．特に，前庭機能が一側性に障害され，動的な平衡障害やめまいが持続する患者に対して，前庭リハビリテーションが有効であることがエビデンスとして示されている[1)2)]．実施環境や患者の年齢[3)]，モチベーションなどが要因となって[4)]，効果の程度は個々によって異なるが[5)6)]，最終的に，慢性化しためまい・平衡症状を軽減あるいは消失させることにより，患者の日常生活および社会活動の改善を図り，低下した生活の質(QOL)の向上を目的としている[7)8)]．

最近，日本めまい平衡医学会から前庭リハビリテーションの診療ガイドラインが発刊され，めまい治療のルーチンとして認識されてきているものの，時間やスペース，人員上の問題から，診療所（以下，クリニック）では頻繁に行われていない現状がある．

本稿では，当院での前庭リハビリテーション（BPPV 理学的治療も含める）の現状と試みを紹介し，オフィスベースでの実践法と有用性，課題について解説する．

当院の紹介

当院は大阪府豊中市（人口 39.8 万人　2024 年 6 月現在）の南部に位置する一般耳鼻咽喉科診療クリニックである．特別にめまい専門外来などは設けていない．2024 年 6 月現在，常勤医 3 名（内，めまい相談医 1 名），非常勤医 3 名（内，めまい相談医 2 名），看護師 2 名，その他スタッフ 7 名が交代で勤務している．なお，言語聴覚士，理学療法士，作業療法士は従事していない．当院の診療時間であるが，午前は 9〜12 時，午後は 16〜19 時である．当院の特徴の一つであるが，休診日は 1 月

[*1] Yamada Osamu, 〒561-0832　大阪府豊中市庄内西町 5-1-77　ガレリア西町ビル 2F　おがわ耳鼻科，副院長
[*2] Ogawa Yoshinobu, 同，院長

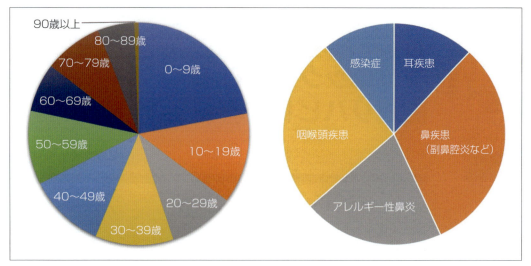

図 1. 当院外来患者の年齢割合・疾患割合

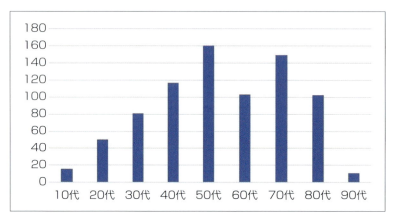

図 2. めまい年齢別患者数（当院外来 789 例）

1～3日のみで土日祝日も診療を行っている．昨年の診察日数は362日，うち2診で診察を行った日数は179日であった．リハビリテーションに利用可能な診療スペースとして，重心動揺検査を行っているスペース(1×1 m)と歩行検査が可能な通路(13 m)があるが，2診で診察を行う日や患者の多い日は待合兼用となるため実質的には利用不可能なことが多い．

当院におけるめまい診療ならびにリハビリテーションの現状

当院のおおよその患者年齢構成と疾患構成を図1に示す．2023年1月4日～12月31日での当院の患者延べ人数は45,754人，このうちめまい患者は789人であった．めまい患者の年齢別患者数を図2に示す．20歳未満のめまい患者は16人で，リハビリテーションの対象となる患者はいなかった．20歳以上のめまい患者(773人)の通院期間を図3，めまいの原因疾患(初診時)を図4に示す．主に前庭リハビリテーションの対象となったのは初診時に良性発作性頭位めまい症(BPPV)，前庭神経炎と診断された症例と3か月以上通院している症例であった．

現在当院で行っている前庭リハビリテーションは，下記の2つである．

BPPVに対しては，めまいを誘発する頭部や身体の動きを繰り返して，前庭系に慣れを誘導してめまい症状を軽減することを目的に行っており，前庭神経炎に対しては，前庭刺激により前庭系の適応を誘導して前庭代償の促進を目的に行っている．

① 初診時にBPPVあるいは前庭神経炎慢性期

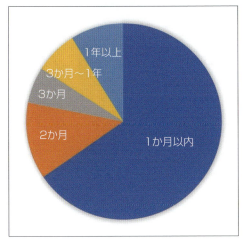

図 3. めまい患者773例の通院期間

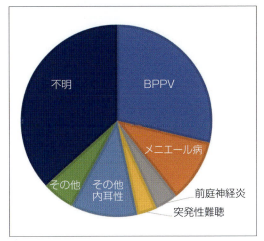

図 4. めまい患者773例の原因疾患
（当院初診時）

（発症3か月以上経過）と診断された患者に対してそれぞれBPPVパンフレット（図5），前庭神経炎パンフレット（図6）を渡し，めまい体操の指導を行う．
② 通院期間が長期に及んできた状況で担当医の判断により前庭リハビリテーションの介入を行う．

このように2つのステップで行っている．実際のトレーニング法に関しては後述する．

担当医別の初診でのめまい症例全般に対する診断率（疑いも含む），BPPVの診断率，前庭リハビリテーション実施率（上記の①もしくは②を施行した率）を図7に示す．初診診断率は，めまい相談医において高い値を示している．非相談医では診断率が低いが，これは初診時に他の条件（例：症状の軽重など）を考慮して確定的な診断を控えている可能性を考える．BPPV初診診断率についてもめまい相談医は，比較的高い傾向にある．めまい相談医はBPPVの診断に対して専門的な知識を有し，積極的に頭位変換眼振検査を施して診断を行っている可能性が高い．

担当医別のめまい症例全般に対する初診診断率と前庭リハビリテーション実施率の相関係数（ピアソンの積率相関係数）は約0.47で，正の相関を示しており，初診診断率が高い担当医ほどリハビリテーション実施率も高い傾向があることを表し

ており，リハビリテーションを実施指導するには，まずはめまい診断を的確に行うことの必要性を示唆している．一方，初診BPPV診断率とリハビリテーション実施率の相関係数は約0.91で，非常に高い相関性が認められる．これはBPPV診断がついた時点でパンフレットによるリハビリテーション指導が行われていることが反映された結果と思われる．さらにこの特徴は，めまい相談医で比較的高い傾向にあり，相談医は診断に特化することによりBPPV診断率を高めリハビリテーションに結びつけていること，リハビリテーション介入に積極的であることなどが示唆される．

通院期間別リハビリテーション実施率を図8に示す．通院期間別リハビリテーション実施率は，1か月以内において比較的低い値を示しているが，2か月目以降は実施率が上昇し，3か月〜1年の間でピークに達している．その後，1年以上の通院では再び実施率が低下している．これは，めまいが慢性化した場合にリハビリテーションが実施されている傾向を示唆している．また，1年以上の長期通院者においては，リハビリテーションの効果が現れ，すでに終了しているか，治療方針がリハビリテーションに至っていない可能性がある．

当院でのリハビリテーションの問題点と改善ポイント

BPPVに関しては，初診時に問診や眼振所見か

良性発作性頭位めまい症ってどんな病気？

耳鼻科の診療所や病院をめまいを主訴に来院される患者さんのめまい原因として最も頻度が高いのがこの良性発作性頭位めまい症です。めまい原因の約40%を占めると言われています(図1)。有名なメニエール病は、10%弱を占めるに過ぎません。名前がとっつきにくいためでしょうか？頻度は高いのですが、あまり知られていません。

図1　良性発作性頭位めまい症はいちばん多いめまい

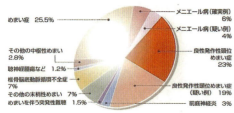

- めまい症　25.5%
- その他の中枢性めまい　2.8%
- 聴神経腫瘍など　1.2%
- 椎骨脳底動脈循環不全症　7%
- その他の末梢性めまい　7%
- めまいを伴う突発性難聴　1.5%
- メニエール病(確実例)　6%
- メニエール病(疑い例)　4%
- 良性発作性頭位めまい症　23%
- 良性発作性頭位めまい症(疑い例)　19%
- 前庭神経炎　3%

(武田憲昭：めまいの診療ガイドライン、耳鼻咽喉科診療プラクティス、武田憲昭編、文光堂、2001, 2-15p.)

おがわ耳鼻科
OGAWA Ear Nose Throat Clinic

《症状》

上を向いたり、下を向いたり、頭を動かした際に短時間、めまいが起こります(めまいの持続時間は、通常1分未満です)。ベットから起き上がったり、寝返りを打つときに強いめまい感を訴える方もおられます。

内耳の三半規管内の耳石が半規管内を浮遊することで起こると言われています(図2)。めまいが起こっている時には、眼振と呼ばれる病的な目の動きが見られることがあります(図3)。

また難聴や耳鳴などの聴力障害は、通常認められません。

《治療》

薬物療法に加えて、リハビリが重要です。めまいが怖くて頭を動かさずにジッとしているとめまいの回復が遅く、再発が起こりやすいと言われています。めまいのひどい時期を過ぎれば積極的にリハビリを続けることが、重要です(図4)。

《予後》

比較的治りやすいめまいと言われていますが、再発も多いと言われています。

《終わりに》

めまいは病名ではなく、「熱が出る」「お腹が痛い」「頭が痛い」等と同様に症状です。どうしてお腹が痛いのか、どうして熱が出ているのか、を調べるように、どうしてめまいがするのかを調べます。

治療を行っていても症状が改善しない場合は、頭蓋内の疾患、内科的疾患、精神的な疾患、女性の場合は婦人科的疾患なども視野に入れ、順次検索を重ねていく必要があります。症状の改善がない場合は適時、必要な科にご紹介します。

図2

こちらから眼振の動画をご覧いただけます

図3

図4　良性発作性頭位めまい症に有効「寝返り運動」のやり方

- 1回につき、1～4を10回行う。
- 1日2回、起床時と就寝時に布団の上で行うとよい。

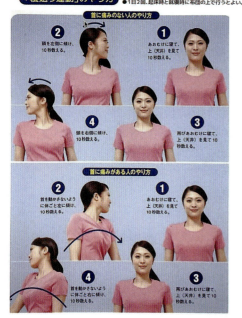

このリハビリ法は、聖マリアンナ医科大学耳鼻咽喉科肥塚泉先生が提唱されている方法です。負担が少なく高齢者でも無理なく実施していただけます。もう少し体を動かすことが可能な方は、裏面の東邦大桜病院方式のリハビリ運動を試してみてください。

《東邦大佐倉病院方式の良性発作性頭位めまいの運動療法》

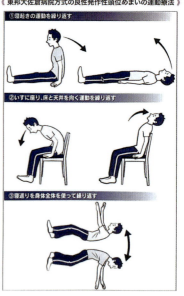

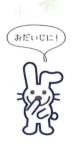

おだいじに！

当院をご利用いただきありがとうございます

図 5. BPPV パンフレット

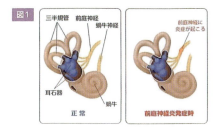
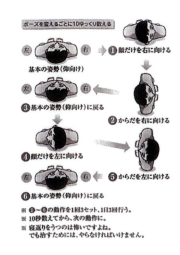
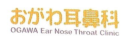

図 6. 前庭神経炎パンフレット（抜粋）

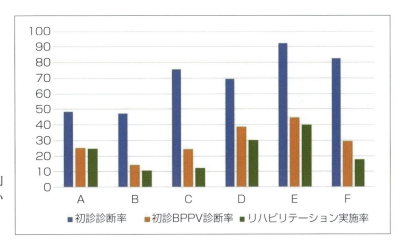

図 7. 担当医（DEF はめまい相談医）別初診診断率・BPPV 診断率・リハビリテーション実施率

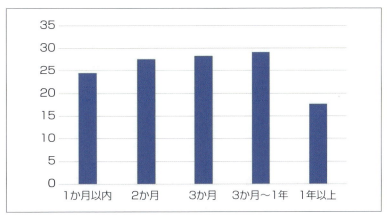

図 8. 通院期間別リハビリテーション実施率

らBPPVと確定診断するかがリハビリテーションの介入に直接的に影響する．特に，問診が重要であるのは周知の事実であるものの，めまい診療には時間を要することも多く，クリニックでの外来診療ではどうしても敬遠されがちである．いかに簡潔かつ十分な問診をとれるかがポイントである．ブックレットなども応用していくことにより患者の前庭リハビリテーションに対する理解度や安全性，治療アドヒアランスの確保と治療効果の向上が期待される．また，当院では複数の医師により診療が行われているため，前庭リハビリテーションを行うかどうかは担当医次第のところがある．めまい診療医にリハビリテーションの重要性を啓発し，積極的なリハビリテーションの指導と実施を推進していく必要がある．

さらに，めまいが長期化し通院期間が長引いている場合，リハビリテーションが行われていない症例が散見された．当院のように担当医が複数の場合，リハビリテーションの治療が統一化されず経過が観察されていることがある．各クリニックの特性(設備，スペース，人員など)に応じたリハビリテーション治療プログラムを確立することが重要と考えられる．

すでに記載したとおり当院では，人員不足やスペース制限から頭部運動や歩行訓練などの実践指導は難しく，口頭での指導のみにとどまっているのが実状である．現在，ホームページを更新し，リハビリテーションの動画をアップしており，これらを利用して実施するよう工夫している．

クリニックにおける前庭リハビリテーションの意義

クリニックで行われる前庭リハビリテーションは，患者の早期社会復帰を目指す点で重要な意義をもっており，患者のQOLを向上させる手段として有効である．クリニックではより頻回の定期的なフォローアップにより通院コンプライアンスを保つことが可能である．リハビリテーションの進捗状況を評価し，必要に応じて指導内容を調整することができる．これにより，患者は継続的に治療を受けることができ，転倒リスクの低減や歩行能力の改善が期待される．さらに，患者のモチベーションやアドヒアランスの維持はリハビリテーションの効果を高めることに大きく寄与するが，クリニックにおいては医師主導型となる介入が多いので，当院で行っているように前庭リハビリテーションパンフレットを患者に手渡すことが重要となってくる．それには以下のような意義がある[9)10)]．

① パンフレットを通じて患者にリハビリテーションの重要性や具体的な方法を理解してもらうことで，自己管理能力の向上が期待できる．特に，自宅でのエクササイズを推奨する場合，パンフレットがリマインダーとして機能し，患者が継続的にリハビリテーションを実践できるようサポートする．

② パンフレットは，クリニックでの指導内容を補完し，患者が自分のペースでリハビリテーションを行う際のガイドとなる．これにより，患者はより積極的かつ継続的に治療に取り組むことができ，治療効果の向上が期待される．

クリニックにおける
前庭リハビリテーションの実践と工夫

1．トレーニングの分類と手技
1）前庭・眼運動の調整トレーニング(視線の安定化)(図9-a)

頭を左右上下に動かすときに生じるめまい，ふらつきに効果的である．前庭と眼運動の協調機能を向上させて，平衡適応(前庭動眼系)の促進を目的とするトレーニング法である．正面や上下と左右側方の視標に対して頭部を回転させながら固視するエクササイズを行う．

2）姿勢・歩行の制御トレーニング(身体の安定化)(図9-b)

立位や歩行時にめまいやよろめきが発現する症例に効果を示す．前庭と身体躯幹運動の調節機能を高めて平衡適応(前庭脊髄系)を促す．左右前後

a.

A. 頭運動(前庭)-固視エクササイズ　　　B. 頭(前庭)-眼運動協調エクササイズ

 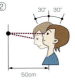 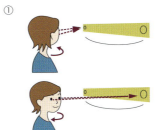 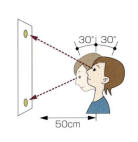

① 頭を左右回転　② 頭を上下回転　　　　左右方向　　　　　　　上下方向

b.

(1) 姿勢制御トレーニング

C. 基本エクササイズ　　　D. 前庭刺激エクササイズ

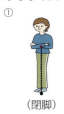 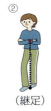   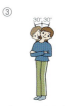

①(閉脚)　②(継足)　　①(頭を左右回転)　②(頭を上下回転)　③(頭を左右傾斜)

(2) 歩行制御トレーニング

E. 基本エクササイズ　　　F. 前庭刺激エクササイズ

  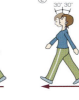 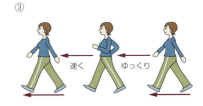

(直進歩行)　　①(頭を左右回転)　②(頭を上下回転)　③(加速・減速)

c.

G. 体位変換エクササイズ

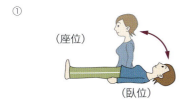 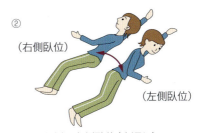

①(座位)(臥位)　臥位⇔座位(寝起き)　　②(右側臥位)(左側臥位)　左側⇔右側臥位(寝返り)

図 9.
a：前庭・眼運動調整トレーニング
b：姿勢・歩行制御トレーニング
c：体位変換(馴化)トレーニング

表 1. 実施方法と治療プログラム

```
1．初回の診察（20〜30 分間）
　1）年齢，めまい症状，検査所見を評価
　2）トレーニングメニューから適合するエクササイズを選別
　3）リハビリテーション治療の必要性や理論について説明
　4）パンフレットを使用して実施方法について説明
　5）トレーニングを実演解説しながら診察室で実施
　6）コンプライアンスを評価，治療プログラムを作成

2．その後の診察（10〜15 分間）
　1）最初の 1 か月は 1〜2 週毎の診察で，患者の理解度と達成度をチェック，必要なら再指導
　2）それ以降は月 1 回の診察で有効性の評価と必要なら治療プログラムの再編成

3．ホームトレーニング（自宅で）
　3〜6 か月間（1 回 10〜20 分間，1 日 2〜3 回，週 5 日以上）
```

に頭回転や傾斜を加えながら，姿勢と歩行を正中に維持するエクササイズを行う．

3）体位変換トレーニング（慣れの促進）（図 9-c）

特定の身体の動きで誘発されるめまい症例に対して行われる．めまいを誘発する動きを繰り返すことによって中枢前庭系の慣れ（耐性）現象を引き起こす．めまいが減弱あるいは消失するまで繰り返す．

2．実施方法と治療プログラム（表 1）

クリニックでは，めまいが誘発される特徴を評価することにより，前述のトレーニングメニューからもっとも適合するエクササイズを選別して層別化，個別化を試み，効率的な治療プログラムを作成している．初回は，治療の必要性や理論，実施方法について説明し，トレーニングを実演解説しながら診察室で実施している．その後は，パンフレットを手渡し，ホームトレーニングとして 3〜6 か月間（1 回 10〜20 分間，1 日 2〜3 回，週 5 日以上）継続するように指導している．最初の 1 か月は 1〜2 週毎の診察で，患者の理解度と達成度をチェック，必要なら再指導を行い，それ以降は月 1 回の診察で有効性の評価と治療プログラムの再編成を行っている．

クリニックにおける前庭リハビリテーションの課題と対応

前庭リハビリテーションは，慢性めまいや平衡障害の治療において重要な役割を果たすが，クリニックでの実施にはいくつかの問題点も存在する．課題として以下の事項が挙げられる[11]．

1．時間とリソースの制約

リハビリテーションは長期的な取り組みを必要とし，クリニックの診療時間や人員リソースが不足しがちである．また，クリニックあるいは医師の専門性に限界を有する場合もあるため，特に難治性の症例や重度のめまい患者に対する対応が難しいことがある．患者一人ひとりに十分なリハビリテーションプログラムを提供するのが難しい可能性がある．

2．患者のコンプライアンス

リハビリテーションの効果を持続するためには，患者が継続的に自宅でトレーニングを行う必要があるが，モチベーション維持が課題となる．家庭でのリハビリテーションが十分に行われない場合，効果が減少する可能性がある（ただし，大学病院や市中病院と比べるとクリニックは通院のハードルが低いため頻回な通院を指示することができ，患者アドヒアランスの向上が期待できる側面もある）．

3．保険診療の制約

本邦では，前庭リハビリテーションが保険診療として認められていないため，患者がリハビリテーションを受ける機会が限られることがある．

4．個別指導の必要性

効果的なリハビリテーションには，患者の症状

や障害に応じた個別の指導が必要である．しかし，これを実施するための専門的な知識と経験をもつスタッフが不足している場合があり，その影響でリハビリテーション効果が十分に発揮されないことがある．

5．スペースの制約

クリニックによっては診療スペースに制約があるため，前庭リハビリテーション実施のための十分なスペースが確保できない．

6．理学療法士との連携の難しさ

耳鼻咽喉科の疾患では，手術後のリハビリテーションや一部の平衡機能障害に対する理学療法が考えられるものの，これらのニーズは非常に限られている．このため，耳鼻咽喉科単科の一般クリニックにおいて理学療法士を雇用することが難しい現状がある．また，耳鼻咽喉科の疾患に対する理学療法は保険適用が限られ，近隣病院の理学療法科との連携も難しい．

これらの課題を克服するためには，めまいの病態や性状から個々の症例にとって適正なトレーニング法を選択し，より短時間でコンパクトなプログラムを計画する必要がある．また，時間や人員，スペースなどのリソースの確保，患者の教育，保険診療の整備などが求められる．そのうえで，理学療法士などメディカルスタッフとの連携も，リハビリテーションの効果をより高めるために必要となってくるかもしれない．

オンラインを利用した前庭リハビリテーション（リモートリハビリテーション）

上記の課題に対してオンラインシステムを用いることも一つの対応法である．オンラインを用いる診療は，保険収載(2018年)以来，診療体制の基盤も整備されてきている．前庭リハビリテーションに関してもエビデンスレベルの高い報告がある．前庭由来の慢性めまい症例を対象に，クリニックの総合診療医が調査した単盲検無作為化比較試験で，インターネットを用いた頭部運動訓練（視線の安定化）が通常治療と比較して，治療6か月後に有意に改善する結果が示されている．また，オンラインに対面診療を追加しても効果に有意差がなく，高い費用対効果を有することも示されている．このことから，クリニックで行う前庭リハビリテーションがオンライン診療でも有益性の高いことが示唆されている[12)13)]．

このように，前庭リハビリテーションのオンライン診療に期待できる効果や利点があるが，同時に課題や問題点も存在し[14)]，以下に示す．

1．期待できる効果や利点

1）アクセスの向上

地理的にリハビリテーション施設に通うことが難しい人や，時間が限られている人でも，自宅でリハビリテーションを行うことができる．これにより，リハビリテーションへのアクセスが改善され，治療の継続性が高まる可能性がある．

2）個別対応

オンラインプラットフォームを利用することで，患者の状態に合わせた個別のリハビリテーションプログラムを提供することができる．患者の進行状況に応じてリアルタイムで調整が可能であり，効率的な治療が期待される．

3）コスト削減

交通費や通院の時間的コストが削減されるため，患者や家族の負担が軽減される．また，医療機関にとっても，リソースの効率的な利用が可能になる．

4）患者のモチベーション向上

アプリやウェブを通じた進捗管理や目標設定機能を活用することで，患者が自身のリハビリテーション進行状況を把握しやすくなり，モチベーションの維持が期待される．

2．問題点や課題

1）デジタルデバイド

高齢者や技術に不慣れな方々にとって，スマホやオンラインプラットフォームの利用が難しい場合がある．スマホやインターネット接続が必要なため，これらの環境が整っていない人々にはサービスの提供が難しいという課題がある．

2）技術的問題

インターネット接続が不安定である場合や，デバイスの不具合があると，リハビリテーションの効果が減少する可能性がある．また，技術的サポートが不足していると，利用が困難になるケースもある．特に，クリニックでは技術サポートが限られているため，オンライン診療のシステムの導入や保守に課題が生じやすく，トラブルが発生した際にすぐに対応できない．

3）対面指導の欠如

オンラインでのリハビリテーションは，医療従事者による直接のフィードバックが制限されるため，対面でのリハビリテーションと比較して，患者の理解度が不十分で細かな身体の使い方や姿勢の指導が難しくなることがある．誤った動作を行った場合，適切に修正されないリスクが存在する．また，安全性（転倒の危険性），アドヒアランスの問題もあることから，オンラインではなるべく簡便なプログラムが望まれる．

4）プライバシーとセキュリティ

オンラインプラットフォームを利用する際には，個人情報や医療情報の保護が重要となる．不適切なセキュリティ対策は，情報漏洩のリスクを高める．

5）モチベーションの維持

自宅でリハビリテーションを行う場合，自己管理が必要となるが，これに対するモチベーションを維持するのは容易ではない．対面での指導やサポートがないと，途中で挫折してしまう可能性がある．

6）クリニックならではの問題

クリニックでは医師や看護師など医療従事者の人員確保が限られているため，オンライン診療と対面診療の両方を効率よく並行して行うのが難しい．これにより，対応が遅れたり，患者とのコミュニケーションが不足したりするリスクがある．また，限られた予算の中でシステムの導入や維持をしなければならないため，高額な設備投資が難しい．患者数が限られているため，オンライン診療の導入によって十分な利益を上げることが難しく，オンライン診療システムの継続的な運営が困難になることも考えられる．オンライン診療に対応するためのコストを回収できない可能性があり，クリニック経営に負担がかかる場合がある．いかに収益構造を安定させるかが課題となる．

まとめ

当院における前庭リハビリテーションの分析から，以下の重要なポイントが明らかになった．

1）迅速かつ正確な診断の重要性

リハビリテーションの成功は，BPPVや前庭神経炎などの病状を早期に正確に診断することに大きく依存している．初診時の徹底した診察と診断が，患者の予後を大きく左右するため，医師の教育と診断プロトコルの標準化が重要である．

2）診断とリハビリテーション指導の相関性

初診での診断率とリハビリテーション実施率には中程度の正の相関がみられた．さらに，BPPVを早期に診断した医師ほど，適切なリハビリテーション指導を行う傾向があり，これはリハビリテーションの普及と効果に寄与している．

3）継続的なケアの課題

長期にわたる治療を受ける患者に対しては，リハビリテーション指導が途切れがちであることが課題である．特に1年以上通院している患者へのリハビリテーション指導が低下している現状を改善するためには，定期的なフォローアップと指導の仕組みが必要である．

4）リソースの制約

当院ではスペースと人員の制約があり，実践的なリハビリテーション指導が難しい状況であり，オンラインリソースの活用により，これを補完する努力が必要である．

5）リモートリハビリテーションの可能性

リモートリハビリテーションは，アクセスの向上や個別対応の強化に期待が寄せられる一方で，技術的な問題や患者のモチベーション維持など，克服すべき課題も存在する．

参考文献

1) McDonnell M, Hillier SL：Vestibular rehabilitation for unilateral peripheral vestibular dysfunction. Cochrane Database Syst Rev, **13**(1)：CD005397, 2015.
　Summary　前庭リハビリテーションは，片側性末梢前庭機能障害に対する安全で効果的な治療法であり，中期的には症状の改善と機能回復に有効であるとのエビデンスを示した論文.

2) Strupp M, Arbusow V, Maag KP, et al：Vestibular exercises improve central vestibulospinal compensation after vestibular neuritis. Neurology, **51**(3)：838-844, 1998.

3) 北原　糺，堀井　新，久保　武ほか：加齢と前庭神経炎後遺症. Equilibrium Res, **67**：506-511, 2008.
　Summary　高齢者の片側性前庭機能障害では代償が遅れるため，めまいが日常生活に強い影響を与えることが確認され，リハビリテーションの重要性が示唆されている.

4) 徳増厚二：めまい・平衡障害のリハビリテーション. JOHNS, **11**：855-861, 1995.

5) 山中敏彰：めまいの経過観察と治療. MB ENT, **189**：59-65, 2016.

6) Szturm T, Ireland DJ, Lessing-Turner M：Comparison of different exercise programs in the rehabilitation of patients with chronic peripheral vestibular dysfunction. J Vestib Res, **4**(6)：461-479, 1994.

7) 平衡訓練の基準の改訂ワーキンググループ：平衡訓練/前庭リハビリテーションの基準―2021年改訂―. Equilibrium Res, **80**(6)：591-599, 2021.
　Summary　日本めまい平衡医学会が提案した基準に基づき，標準化が進められている平衡訓練による治療法が記載されている.

8) Herdman SJ：Advances in the treatment of vestibular disorders. Phys Ther, **77**：602-618, 1997.

9) Yardley L, Kirby S：Evaluation of booklet-based self-management of symptoms in Ménière disease：a randomized controlled trial. Psychosom Med, **68**：762-769, 2006.

10) 山中敏彰：オフィス診療での前庭リハビリテーション/平衡訓練の実践と有用性. 日耳鼻会報, **125**：517-518, 2022.

11) 伏木宏彰，田中亮造：めまい治療としての理学療法とリハビリテーション. JOHNS, **38**：1375-1378, 2022.

12) 山中敏彰：めまい診療における遠隔医療. JOHNS, **39**：1231-1236, 2023.

13) Meinhardt G, Perez N, Sharrer C, et al：The Role of Telemedicine for Evaluation and Management of Dizzy Patients：A Systematic Review. Otol Neurotol, **44**：411-417, 2023.

14) 野田昌生，伏木宏彰：オンライン診療・遠隔医療の実際―平衡領域―. MB ENT, **279**：37-45, 2023.

エキスパートから学ぶ めまい診療

MB ENTONI **No. 249**（2020 年 9 月増大号）
編集企画／將積日出夫（富山大学教授）
定価 5,280 円（本体 4,800 円＋税）156 頁

日常診療でよくみられる症状の 1 つであるめまいの
急性期から慢性めまいの診療に必要な
検査、診断基準、治療法に関する最新の情報を、
めまいのエキスパートによりまとめられた
すぐに役立つ 1 冊！

CONTENTS

- 急性期めまいの対応
- 精密平衡機能検査
- 新しい平衡機能検査 ―vHIT と VEMP―
- メニエール病
- 遅発性内リンパ水腫
- 後半規管型 BPPV
- 外側半規管型 BPPV
- 前庭神経炎
- 両側前庭機能障害
- 外リンパ瘻
- めまいを伴う突発性難聴
- 前庭性片頭痛
- 上半規管裂隙症候群
- 脳脊髄液漏出症
- 持続性知覚性姿勢誘発めまい (PPPD)
- 起立性調節障害とめまい
- 聴神経腫瘍とめまい
- 小脳脳幹障害
    1. 脳血管障害
    2. 変性疾患など
- 慢性めまいへの対応

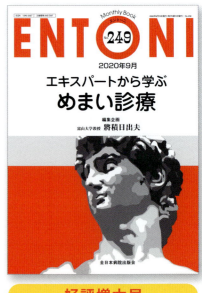

好評増大号

全日本病院出版会
〒113-0033 東京都文京区本郷 3-16-4　Tel：03-5689-5989
www.zenniti.com　　　　　　　　　　　　Fax：03-5689-8030

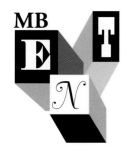

◆特集・実践！めまいに効く前庭リハビリテーション

持続するめまいに対する前庭リハビリテーション

青木光広*1　平田愛美*2

Abstract　末梢性前庭障害患者に対する前庭リハビリテーションは安全で効果的な治療法であるが，その方法に関しては標準化されていない．日本めまい平衡医学会から前庭リハビリテーションガイドラインが発刊され，標準的な前庭リハビリテーションの方法が示された．片側末梢性前庭障害代償不全では，静的代償がみられても前庭機能の喪失に対する動的代償が遅れると前庭症状が持続する．そうした前庭症状が持続する慢性めまい症例の治療はしばしば難渋するため，前庭代償，適応，代行を促進させる前庭リハビリテーションは有効である．一方，前庭リハビリテーションは自宅で行うことが中心になるため，患者自身が継続的に実施できるようにリハビリテーションの内容を見直しながら，医療従事者がともに治療していく姿勢を患者にみせることが重要である．そうした面からも片側末梢性前庭障害代償不全などの持続性めまい例に対して，理学療法士を介した前庭リハビリテーションは治療効果向上にさらに貢献できる．

Key words　慢性めまい（chronic dizziness），片側前庭障害（unilateral vestibular disorder），前庭代償不全（vestibular decompensation），前庭リハビリテーション（vestibular rehabilitation），理学療法士（physical therapist）

はじめに

3か月以上にわたり前庭症状が持続する慢性めまいは治療に難渋する場合が多い．具体的には，先行する前庭疾患後の持続性めまいとしての持続性知覚性姿勢誘発性めまい（persistent postural-perceptual dizziness：PPPD），片側末梢性前庭障害代償不全，反復性めまい，間歇期のめまい，加齢性前庭障害，両側前庭機能障害，心因性めまい，中枢性障害（脳卒中・変性疾患など）がある[1]．薬物治療のみでは治療効果が乏しいため，神経内科，脳神経外科，精神科，小児科などとの他科連携や前庭リハビリテーションが行われている[2]．本稿では片側末梢性前庭障害代償不全に対する前庭リハビリテーションを中心に解説する．

一側の前庭が障害されると前庭左右不均衡に伴う自発眼振，前庭性筋緊張反射の低下に伴う身体偏倚，前庭自律神経反射による嘔吐，動悸，冷や汗がみられる．しかし，前庭代償により，静止時における自発眼振，前庭脊髄反射障害から起こる身体偏倚，嘔吐や動悸は時間とともに消失していく．その一方，動的な症状として，患側への体位変換時の誘発性めまいや患側への速い動きに対する前庭眼反射の利得は必ずしも回復しない[3]．静的代償のような前庭障害後の速やかに可塑的な変化がある一方，前庭機能の喪失に対する動的代償が遅れると前庭症状が持続する場合が多くなる．

末梢前庭機能の回復は病態に依存する．機能が回復しない場合でも，残存している他の感覚入力や新たに獲得した行動特性を利用して置換あるいは代用していく．平衡機能は複数の感覚入力（前庭，視覚，深部感覚，皮膚触覚）の統合により制御

---

*1 Aoki Mitsuhiro，〒503-0015 岐阜県大垣市林町6-85-1 医療法人徳洲会大垣徳洲会病院耳鼻咽喉科頭頸部外科・めまい難聴センター，副院長
*2 Hirata Ami，同病院リハビリテーション部，副主任

されている．前庭障害による立ち直り反射の低下は残存している他の感覚系入力により代償される．特に，前庭障害急性期では下肢から深部感覚に依存し，時間とともに視覚系入力に依存性が移行していく[4]．しかし，こうした感覚依存移行は中枢神経を介したネットワークで再構築されるため，個人差が大きくなる．過度な感覚依存が患者の訴えをさらに増悪させる場合が少なくない．そこで，前庭代償，適応，代行を促進させ，最適なネットワークを再構築するのに前庭リハビリテーションは有効である．また，同じ刺激を繰り返すことにより反応を減弱させる馴化の誘導にも前庭リハビリテーションは用いられている．この現象は能動的に獲得するものでなく，受動的に与えられるものであり，標準的な前庭リハビリテーションでは馴化は生じない．すなわち，前庭リハビリテーションにより感受性を低下させ，異常あるいは不快な反応に対する耐性を学習させることになる[5]．

2015年のコクランレビューでは，末梢性前庭障害患者に対する前庭リハビリテーションは急性期・慢性期を問わず，安全で効果的な治療法であると報告している[6]．2016年にはAmerican Physical Therapy Association Neurology Sectionより前庭リハビリテーションの診療ガイドラインが発行された．しかし，その方法に関しては標準化されていない[7]．本邦では，日本めまい平衡医学会から前庭リハビリテーションガイドライン2024年版が発刊され標準的な前庭リハビリテーションの方法が示された[8]．本稿では当院で行っている前庭リハビリテーションの実際と効果について解説する．

前庭リハビリテーションの実際

当院では薬物治療などの保存的治療に抵抗を示す前庭代償不全の患者において，前庭リハビリテーションを導入している．同意を得られない患者を除いたすべての患者に理学療法士(physical therapist：PT)を介した前庭リハビリテーションを実施している．同意が得られない場合は自身でのみ自宅での前庭リハビリテーションを行うように指導している．

まず，PTが1セッションにつき，問診・評価(後述)を10分程度行う．次に，前庭リハビリテーション(後述)を20分間実施する．最後に，アドバイス(後述)を10分間行っている．原則2週間に1回，医師の診察後にPT介入の前庭リハビリテーションを行っている．また，自宅において自身で同様のリハビリテーションを1日2～3回，1回あたり20分間行うように指示している．患者自身が能動的に動く意思がある場合には導入は簡単であるが，そうでない場合には第三者の介入が必要となる．めまい患者へのリハビリテーションにPTが介入することで良好な結果が報告されている[9]．

問診・評価

問診にはDizziness Handicap Inventory (DHI)，Activities-specific Balance Confidence scale(ABCスケール)，Hospital Anxiety and Depression Scale(HADS)，Gait Efficacy Scale (GES)を使用している[10]～[13]．また，評価には注視眼振・頭位・頭位変換眼振・重心動揺検査などの体平衡検査(片足立ち・マン直立・ロンベルグ徴候)，前庭機能検査(video Head Impulse test：vHIT)，Time & Up Go検査の機能評価をリハビリテーション介入前後で行っている．すべて行う必要はないが，自覚的所見と他覚的所見の両面から評価することが大切である．慢性めまい患者，特に高齢のめまい患者にとって，遂行すべき動作や行動に対する自己効力感が歩行指標の変数やactivities of daily living(ADL)能力の低下，転倒の発生に影響を与えるとされている．自己効力感とはある行動を「できる」かどうかを示す自信の程度であり，これまでに高齢者の転倒に関連する動作や行動に着目した転倒関連の自己効力感についての問診票としてGESの有用性が報告されている．転倒関連の自己効力感は転倒恐怖感を介して身体機能の低下に影響を与える要因であり，生

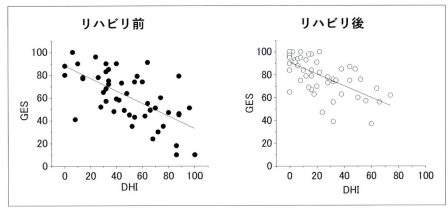

図 1. 前庭リハビリテーション前後の DHI と GES(N＝54)

活の質の低下を招く因子になっている[14]．当科で前庭リハビリテーションを実施した患者のリハビリテーション前後のDHIおよびGESを示した(図1)．両者は有意な負の相関があり，リハビリテーション後もその相関性は保たれており，前庭リハビリテーション後ではDHIの重症スコア症例(58点以上)は著しく減少し，歩行の自己効力感も改善していた．

前庭リハビリテーションの実際

1．代償を促進するリハビリテーション

まずは，めまいが誘発される動作や頭部運動を把握することから始める．長期間めまいに悩まされている症例では，頭部運動を極端に制限するため，頸部筋緊張が非常に高まっていることが多い．慢性期の前庭代償を促進させる薬物は存在しないため，動き出すことが前庭代償を促進させる第一歩になる．頭部の動きを伴う歩行や，加速・減速を伴う歩行を行う．起立して歩行，方向転換や円周歩行を行う(図2)．座位から立位への動作，方向転換や何かをとるような動作を加える運動も含まれる．

2．適応を促進するリハビリテーション

片側あるいは両側の前庭機能が障害を受けた場合，前庭眼反射の利得が低下し，視性眼球運動による補正も不十分なため，頭部を動かす度に一過性のめまいを感じる．両側前庭障害では前庭眼反射の欠如に伴う動作中の固視機能障害により，歩行などの動作時に視野中の景色が揺れてみえるJumbling現象が生じる．固視機能や眼と頭部の協

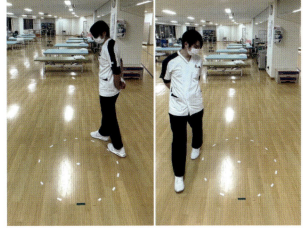

図 2．円周歩行運動

同運動機能を高めることで動作時のめまい症状が軽減できる[15]．上下左右に設置した視標を注視する方法や眼前に差し出した指先を動かして追跡する方法により視運動性眼球運動の亢進を図る．頭部を動かすことなくできるため，頭部運動によるめまいに不安を感じている方には比較的導入しやすい．

健側前庭眼反射の利得の増加を目的に，開眼での頭部運動や，前方の1点を見つめながら頭部を動かす運動や，前方に設定した離れた2点を眼と頭部を一緒に動かしながら見つめる協同運動を行う．さらに，頭部と反対方向に動く視標を固視すると適応がより誘導されやすい．適応の誘導には周波数特異性があるため，頭部回転の周波数を変化させる必要がある．最初はゆっくりでもよいが，徐々に頭部回転速度を速くしていき，少なくとも1Hz以上の速度で行うように指導する．ま

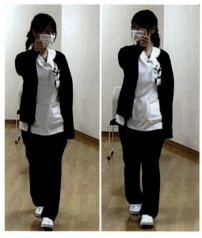

図 3. 眼と頭部の協同運動併用の歩行運動

た，歩行時には頭部も動くため，固定視標を固視しながら歩行を行うと，前庭動眼反射の適応が誘導される．さらに，前庭動眼反射と歩行を併用した訓練も効果的である（図3）[16]．

3．代行を促進するリハビリテーション

低下した前庭情報を体性感覚情報で代行することにより，感覚情報の重み付けの変化を誘導する．一側性末梢前庭障害患者の姿勢制御は急性期には体性感覚依存であるが，慢性期になると視覚依存になることが報告されている[17]．姿勢制御が視覚依存になると，動きのある視覚刺激などによりめまいを訴え，姿勢が不安定になる．足底の感覚に意識を集中させることにより中枢神経系でのsensory reweightingを誘導し，姿勢制御を視覚依存から体性感覚依存に変化させる．継ぎ足歩行のように下肢からの体性感覚が通常とは異なる状態での歩行訓練はsensory reweightingをもたらし動的前庭代償を促進させる．足幅を狭くして，前後左右に重心を移動させる訓練を行うことで，安定限界を広げ，姿勢維持に必要な筋反応の協調や感覚情報構築の改善が期待できる（図4）[18)19)]．

4．慣れを誘導するリハビリテーション

めまいを誘発する頭部や身体の動きをあえて行うことで，反応を減弱させる馴化の誘導を行う．ラジオ体操のような非特異的な前後屈，左右回旋運動を繰り返し行うことでも代用できる（図5）．また，動きのある視覚刺激によりめまいを感じる場合，めまいを引き起こす視刺激を繰り返し与える．視運動刺激でめまいが生じる場合，ストライプの映像を左右あるいは上下に流す視運動刺激の動画を繰り返し見させる訓練やバーチャルな空間刺激，たとえばスーパーマーケットで買い物している方の視線を撮影した動画などを与える訓練が有効とされ，当院でも採用している[20]．あまり強いめまいが誘発されると継続施行が難しくなるので，軽くめまいを感じる程度から始める．訓練後1分程度でめまいが治まるのが適切な刺激強度である．刺激時間は1回あたり30秒間を目安にめまい症状が元に戻るまで十分休んでから次の視聴を行い，徐々に動画の視聴可能時間を伸ばすようにしている．

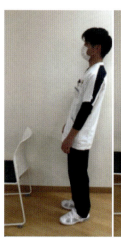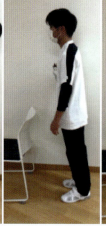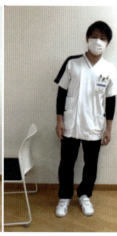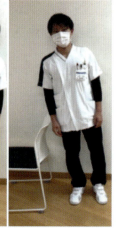

図 4. 重心移動運動

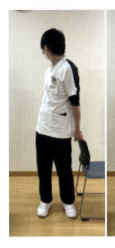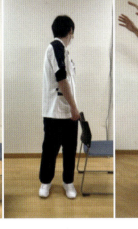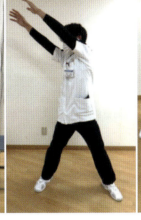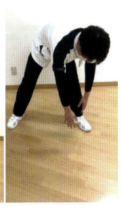

図 5.
左右振り返り・前後屈運動

前庭リハビリテーションを行う際のアドバイス

　前庭リハビリテーションは自宅で患者自身が行うことが中心になるため，継続的に実施できるように患者自身のモチベーションを維持する必要がある．そのためには，リハビリテーションを自宅で行うように説明するのみでなく，この治療に医療従事者がともに介入している姿勢を患者にみせることが重要と考える．さらに，モチベーションを維持させるためには，リハビリテーションによる長期のゴールのみでなく，短期ゴールを決めることが重要と思われる．最終的な長期ゴールは通常の日常活動を十分に行えることである．短期ゴールは個人や病期で異なるが，まずは活動量が増え，めまいが誘発される動作が減少することになる．両側前庭機能高度障害の場合，リハビリテーション効果は限定的であることも十分説明する必要がある．

　リハビリテーション開始当初は症状を悪化させることもあるが，時間とともに症状は軽減していくことを患者に説明すべきである．これらリハビリテーションは毎日行われるべきで，そのレジメンは受診の際にアップデートされることが望ましい．そのために，当院では毎週1回，医師とPTでカンファレンスを行い，患者ごとにリハビリテーション内容を見直すようにしている．

　リハビリテーション期間はまずは12週間を設定し開始する．しかし，個々でリハビリテーション効果は一律でないため，中には1年以上の治療期間を要することがある．また，前庭障害が高度な場合はリハビリテーションが終了してから再燃することもあるため，持続的に行うことを推奨している．さらに，高齢者では健常でも，前庭機能を始め多くの運動器および感覚器機能は年々低下していくため，継続的に前庭リハビリテーションを行うほうが生活質の向上につながっていく．特に，めまいをもつ高齢者は転倒リスクが高いことが報告されており，転倒することで生活活動制限が起きれば，さらにめまいが遷延化する．

　また，前庭代償が完成した症例においても，長い期間を経て，再び前庭症状が引き起こされる脱代償がみられる．過度なストレスや疲労，交通事故や転倒，大勢の人ごみでの歩行，強い視運動刺激にさらされたような時に起こることが多い．また，飲酒後や睡眠薬・抗不安薬などの服用後にも起こりやすい．患者が再びパニックに陥らないように，こうした現象があることを事前に説明しておく．

結　語

　前庭リハビリテーションは本稿で述べたような前庭障害によりめまいが慢性化した場合に適用され，その有効性が報告されてきたが，急性期からの導入は本邦ではあまり行われていない．しかし，前庭障害後の亜急性期からリハビリテーションを導入することで代償が促進され，回復が早まると報告されている[21]．当院では，救急搬送された前庭障害例に対して，できるだけ早期から前庭リハビリテーションを導入するようにしている．今後は発症早期からのPT介入前庭リハビリテーションの有効性が確立されることが期待される．

謝 辞

大垣徳洲会病院・前庭リハビリテーションチーム（平田愛美 PT，松岡和哉 PT，武仲 聖 PT，西田善信 PT，加藤竜馬 PT，三浦華奈 DR）に感謝します．

文 献

1) 堀井 新：慢性めまいの鑑別診断．日耳鼻会報，**124**：1210-1214, 2021.

2) 山中敏彰：慢性めまいに対するカクテル療法—使い方のポイント—. MB ENT, **120**：14-21, 2010.

3) Halmagyi GM, Curthoys IS, Cremer PD, et al：The human horizontal vestibulo-ocular reflex in response to high-acceleration stimulation before and after unilateral vestibular neurectomy. Exp Brain Res, **81**(3)：479-490, 1990.

4) Herdman, SJ, Clendaniel RA, Mattox DE, et al：Vestibular adaptation exercises and recovery：acute stage after acoustic neuroma resection. Otolaryngol Head Neck, **113**：77-87, 1995.

5) 青木光広：平衡リハビリテーションの実際と展望．医学のあゆみ，**255**：762-766, 2015.

6) McDonnell MN, Hillier SL：Vestibular rehabilitation for unilateral peripheral vestibular dysfunction. Cochrane Database Syst Rev, **13**：CD005397, 2015.
   Summary 前庭リハビリテーションは，片側性末梢前庭機能障害に対して安全で効果的である．長期的効果のエビデンスは不十分である．

7) Hall CD, Herdman SJ, Whitney SL, et al：Vestibular Rehabilitation for Peripheral Vestibular Hypofunction：An Evidence-Based Clinical Practice Guideline：FROM THE AMERICAN PHYSICAL THERAPY ASSOCIATION NEUROLOGY SECTION. J Neurol Phys Ther, **40**：124-155, 2016.

8) 日本めまい平衡医学会(編)：前庭リハビリテーションガイドライン2024年版．金原出版，2024.

9) 伊藤妙子，塩崎智之，和田佳郎ほか：理学療法士によるめまい平衡リハビリテーション—まほろば式—. Equilibrium Res, **77**：549-556, 2018.

10) Jacobson GP, Newman CW：The development of the Dizziness Handicap Inventory. Arch Otolaryngol Head Neck Surg, **116**(4)：424-427, 1990.

11) Powell LE, Myers AM：The Activities-specific Balance Confidence(ABC)Scale. J Gerontol A Biol Sci Med Sci, **50 A**(1)：M28-M34, 1995.

12) Zigmond AS, Snaith RP：The hospital anxiety and depression scale. Acta Psychiatr Scand, **67**(6)：361-370, 1983.

13) Newell AM, VanSwearingen JM, Hile E, et al：The modified Gait Efficacy Scale：establishing the psychometric properties in older adults. Phys Ther, **92**(2)：318-328, 2012.

14) Fuzhong L, McAuley E, Fisher KJ, et al：Self-efficacy as a mediator between fear of falling and functional ability in the elderly. J Aging Health, **14**(4)：452-466, 2002.
   Summary 転倒関連の自己効力感は転倒恐怖感を介して身体機能の低下に影響を与える要因であり，生活の質の低下を招く因子になる．

15) Schubert MC, Della Santina CC, Shelhamer M：Incremental angular vestibulo-ocular reflex adaptation to active head rotation. Exp Brain Res, **191**：435-446, 2008.

16) Schubert MC, Zee DS：Saccade and vestibular ocular motor adaptation. Restor Neurol Neurosci, **28**：9-18, 2010.

17) Lacour M, Barthelemy J, Borel L, et al：Sensory strategies in human postural control before and after unilateral vestibular neurotomy. Exp Brain Res, **115**：300-310, 1997.

18) Herdman SJ：Role of vestibular adaptation in vestibular rehabilitation. Otolaryngol Head Neck Surg, **119**：49-54, 1998.

19) van Dieën JH, van Leeuwen M, Faber GS：Learning to balance on one leg：motor strategy and sensory weighting. J Neurophysiol, **114**：2967-2982, 2015.
   Summary 不安定な場所での片足立ちトレーニングでは初期の改善は視覚情報の重み付けと関連し，その後は足首の固有受容器からのフィードバックによる改善がみられる．

20) Vitte E, Sémont A, Berthoz A：Repeated optokinetic stimulation conditions of active standing facilitates recovery from vestibular deficits. Exp Brain Res, **102**：141-148, 1994.

21) Vereeck L, Wuyts F, Truijen S, et al：The effect of early customized vestibular rehabilitation on balance after acoustic neuroma resection. Clin Rehabil, **22**(8)：698-713, 2008.

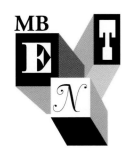

◆特集・実践！めまいに効く前庭リハビリテーション

誘発されるめまいに対する前庭リハビリテーション

五島史行*

Abstract 前庭リハビリテーションの目的は，adaptation（適応），habituation（馴化），substitution（代用）である．Adaptationを目的としたリハビリテーションの一つとして視運動性刺激（optokinetic stimulation：OKS）を用いた方法がある．このOKSを前庭リハビリテーションに応用する試みがされている．OKSでは周辺視野を刺激する必要があるため大きなスクリーンなどが必要であったが，最近ではバーチャルリアリティを用いたOKSが用いられている．OKSのめまいに対する治療効果についての最新のメタアナリシスでは，OKSは様々な前庭障害以外の平衡障害患者に対して，めまいの自覚的強さの減少およびTUGで測定した動的平衡障害とSOTで測定した静的平衡障害の改善に有効であったが，前庭疾患患者においては，有意な効果は認められなかった．つまり，前庭および平衡障害のある被検者において，OKSがめまいによる障害の改善やめまいの主観的認知の改善に対して，他の介入や介入なしよりも十分優れているというエビデンスはない．

Key words 視性めまい（visual vertigo），視運動性刺激（optokinetic stimulation：OKS），重心動揺（posturography），前庭リハビリテーション（vestibular rehabilitation）

様々な前庭リハビリテーション

前庭リハビリテーションの目的は，adaptation（適応），habituation（馴化），substitution（代用）である．Adaptationを目的としたリハビリテーションの一つとして視運動性刺激（optokinetic stimulation：OKS）を用いた方法がある．日常臨床でOKSは誘発される眼球運動を記録して中枢と末梢性平衡障害の鑑別に利用される視運動性眼振検査として用いられている．このOKSを用いて慣れを生じさせて治療に応用する．OKSでは周辺視野を刺激する必要があるため大きなスクリーンなどが必要であったが，最近ではバーチャルリアリティ（VR）を用いたOKSが用いられている．

OKSと視運動性眼振[1]

視野全体が動くような視覚パターンの刺激に対して，ゆっくりと追従する眼運動（緩除相）と新たな視覚パターンを視線にとらえるための反対方向への急速な眼運動（急速相）が律動的に繰り返す生理的な眼振（OKN）が生じる．OKNの緩除相は，中心窩が発達した霊長類に備わっている随意眼運動（追跡眼運動）と周辺視野が刺激され生じる系統発生学的に古い反射眼運動（視運動性眼反射）の2つの神経機構から構成される．各々はお互いに独立しているのではなく，視運動性眼反射は追従中の網膜の像のずれを検出し対象物の補足を安定させるように働く．また，視運動性眼反射と前庭眼反射は頭部運動の良好な視界を維持するように相補的に働く．

OKSのリハビリテーション効果

めまい平衡障害の罹患率は非常に高く米国では，40歳以上の成人の35%に平衡機能障害が認められる[2]．特に高齢者では，転倒によって寝たき

---

* Goto Fumiyuki，〒259-1193　神奈川県伊勢原市下糟屋143　東海大学耳鼻咽喉科・頭頸部外科，教授

りになり複数の合併症をもつことになどによって社会問題となっている[3]. OKSは，視覚刺激を加えることで[4]，日常の不安定性を改善するために使用される．この方法は，脳卒中後の片側空間無視の患者によく用いられてきた[5]．最近では，ショッピングモールなど周辺の多くの物が同時に異なる方向や速度で移動し，視覚的に厳しい状況で誘発される前庭障害のあるめまい患者へも適用されはじめている[6].

OKSによって視覚誘発性姿勢反応が生じるが，通常，繰り返し曝露することでこの反応は抑制することができる．これは，視覚および頸部固有受容器からの学習[4]と，視覚依存における適応的な神経可塑的変化[7]を示している．実際，OKSの使用により，視覚運動感受性や眼球運動・前庭機能に関連する皮質領域が活性化されることが観察されている[7].

最近の研究では，VRを用いてOKSを適用することで，健康な患者の姿勢知覚における視覚依存が軽減されることが示されている[8]．26人の健常者を対象としてOKS曝露を5日間連続で行うOKS群と，介入なしの対照群に無作為に割り付けた．被験者は暗闇の中で，自覚的垂直位（SVV）をロールベクションのない条件とある条件で測定した．重心動揺は，開眼，閉眼，ロールベクション下で行った．その結果，OKS群のみ，SVVとロールベクション下のSVVが有意に減少した（$P \leqq 0.01$）．回転刺激によって誘発される軌跡長とは，OKS群でのみ有意に減少し（$P < 0.01$），ロンベルグ率（閉眼/開眼比）には変化がみられなかった．これらの所見は，健常者において，短期間のOKS曝露により，視覚依存が軽減されることを示唆している．また，VRによるOKS，末梢前庭機能障害をもつ患者の視性めまい症状の改善につながることも報告されている[8]．さらに，以前の研究では，片側および両側の前庭障害を有する患者112人を対象にOKSの効果を分析し，6〜10回のセッション後に視運動性眼振が正常化することが報告されている[9].

視性めまい（visual vertigo）に対する OKSとVRによる治療効果

視性めまいは，視覚刺激によって誘発されるめまい症状を特徴とする．このような症状は，前庭障害（前庭神経炎，メニエール病，良性発作性頭位めまい症（BPPV）など）や片頭痛を有する人に発現することがある．本疾患は1970年代後半に初めて報告された[10][11]．視覚-前庭不一致[12]，space motion discomfort（空間・運動障害）[13]とも呼ばれる．前庭機能の低下[14][15]，固有受容機能の低下[16]および特定の中枢神経系障害[17]を有する患者は，視覚刺激によりめまいが誘発されやすい．しかし，視性めまいは，前庭機能障害や固有受容機能障害のあるすべての患者に起こるわけではなく，結局のところ，前庭障害のある患者の一部が視覚依存を発症する．現時点では視覚誘発性めまいを起こしやすくなる原因は不明である．これらの患者では不安や抑うつがしばしば観察されるが，これらが視性めまいの発症に関与しているかどうかは不明である[18].

視性めまいの病因の一つは前庭障害である．通常，健常者では前庭系を使用して空間的および物理的に自己の方向付けを行っているが，視性めまい患者は，空間的な方向付けをするための視覚依存性が増加する[18]．また，動いたり傾いたりする視覚刺激に対して，姿勢が過敏に反応することも示されている[14][18]．視覚依存には限界があり，視性めまい患者は，より忙しく，より見当識障害のある視野によって誘発される．

視性めまいの主な危険因子には良性発作性頭位めまい症（BPPV），前庭神経炎，片頭痛などが含まれる．前庭系や固有受容系の適切な空間的・姿勢的方向付け能力に影響を与える部位への障害は，時に方向付けに対する視覚依存性の増大を示す．この知覚過敏によって視覚刺激が，めまいを誘発する．

視性めまいにおけるOKSとVRの比較[19]では前庭リハビリテーションにOKSを組み合わせたプ

表 1. PPPD（持続性知覚性姿勢誘発めまい）の診断基準

PPPD は以下の基準 A〜E で定義される慢性の前庭症状を呈する疾患である．診断には5つの基準すべてを満たすことが必要である．

A．浮動感，不安定感，非回転性めまいのうち一つ以上が，3ヶ月以上にわたってほとんど毎日存在する．
  1．症状は長い時間（時間単位）持続するが，症状の強さに増悪・軽減がみられることがある．
  2．症状は1日中持続的に存在するとはかぎらない．
B．持続性の症状を引き起こす特異的な誘因はないが，以下の3つの因子で増悪する．
  1．立位姿勢
  2．特定の方向や頭位に限らない能動的あるいは受動的な動き
  3．動いているもの，あるいは複雑な視覚パターンを見たとき
C．この疾患は，めまい，浮動感，不安定感を引き起こす病態，あるいは急性・発作性・慢性の前庭疾患，他の神経学的・内科的疾患，心理的ストレスによる平衡障害が先行して発症する．
  1．急性または発作性の病態が先行する場合は，その先行病態が回復するにつれて症状は基準Aのパターンに定着する．しかし，症状は初めに間欠的に生じ，持続性の経過へと固定していくことがある．
  2．慢性の疾患が先行する場合は，症状は緩徐に進行し，次第に悪化していくことがある．
D．症状は，顕著な苦痛あるいは機能障害を引き起こしている．
E．症状は，他の疾患や障害ではうまく説明できない．

診断基準化委員会：持続性知覚性姿勢誘発めまい（Persistent Postural-Perceptual Dizziness：PPPD）の診断基準（Barany Society：J Vestib Res 27：191-208，2017）より引用）

ログラムの有効性について検討した．前庭リハビリテーションに OKS を組み合わせたものと，スマートフォンベースの HMD（ヘッドマウントディスプレイ）を用いた VR リハビリテーションを併用した二群間で治療効果を検討すると，双方ともに視性めまい患者に有効であった．

慢性的に平衡機能が障害されている患者に対する Bal Ex での起立刺激法および視運動性刺激法で得られた急速な回復[20]

症例は46歳の女性で，10年間にわたり慢性平衡障害（視性めまい，浮遊感，平衡失調）がみられ，心理学的な徴候（不安と抑うつ）も伴っていた．ここ1週間はめまいが悪化しており，日常生活活動も制限されていた．また，頭部外傷の受傷歴もあった．平衡機能評価などを分析した結果，平衡失調は重症であることが示された．治療介入として，平衡機能リハビリテーション用に開発された Bal Ex stand manual footplate を利用した起立刺激訓練および視運動性刺激訓練を自宅で行ってもらった．その治療を4セッション施行した後に再度評価を行ったところ，患者は平衡機能に関する問題点のうちほぼ90％について主観的に改善したと報告した．尺度評価にてめまい症状の改善が示され，不安と抑うつ感も最小限に留まっていることが明らかになった．

PPPD 患者と視覚刺激

持続性知覚性姿勢誘発めまい（persistent postural-perceptual dizziness：PPPD）[21]は2017年に Bárány 学会から診断基準（表1）が発表されためまい疾患で，3か月以上持続する浮動感，不安定感，非回転性めまいを主訴とし，症状は立位，能動的あるいは受動的な体動，動くものや複雑な視覚パターンをみた時に増悪することを特徴とする．慢性めまいに高頻度（20％程度）に認められる．何らかの急性めまい疾患に続発することが多いとされるが，近年の報告では55％は原発性で，45％は二次性であった．検査結果では説明できないめまいという強い訴えを特徴とする．診断するうえで重要なことは，めまい症状が3か月間にわたりほぼ毎日持続していることである．立位や頭の動き，視覚刺激によって症状が増悪することが診断基準に含まれているが，これらは同時に存在する必要はなく，経過中に満たせばよいことになっている．他疾患との併存も認められている．本疾患の診断の難しいところは他の器質的前庭疾患や精神疾患を合併することもあるが，それらでは症状を説明できないという点である．そのため，耳鼻咽喉科のみならず脳神経内科，精神科の知識があると自信をもって診断することができる．

PPPD 診断基準作成はこれまで報告された4つ

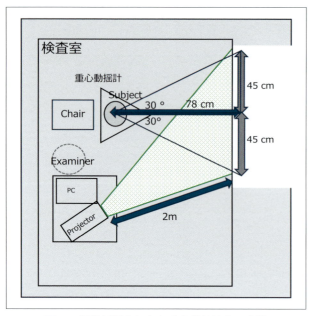

図 1. 視覚刺激を加えた重心動揺検査の方法

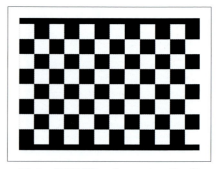

図 2. 視覚刺激：チェッカーボード

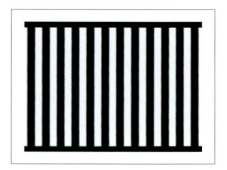

図 3. 視覚刺激：ストライプ

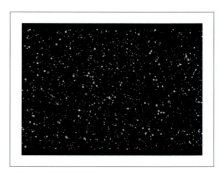

図 4. 視覚刺激：オプティックフロー

の機能性めまい疾患の診断基準がもととなっている．それらは1989年のSMD(space motion discomfort)，PPV(phobic postural vertigo；恐怖性姿勢めまい症)，visual vertigo，CSD(chronic subjective dizziness)[22]である．これらのもとになった概念をみると脳神経内科，精神科の疾患概念から生まれている．耳鼻咽喉科医の立場からは他の器質的前庭疾患や精神疾患を合併することもあるが，それらでは症状を説明できない場合に診断する必要がある．そのため，できる限り可能性のある神経内科疾患，精神神経疾患を診断除外することが必要である．

このPPPD患者では視覚刺激によって大きな身体動揺を誘発[23]することが知られている．図1のような条件下で異なる3種類(図2，3，4)の視覚刺激を加えると，いずれの視覚刺激条件下でもPPPD患者では重心動揺が有意に悪化した．そのため，PPPD患者の一部では強い不快症状が出現し継続刺激を与えることが困難であり，OKSで症状の改善を得られるかは現時点では不明である．

まとめ

OKSはめまいのリハビリテーションとして応用されている．OKSのめまいに対する治療効果についての最新のメタアナリシス[24]では前庭および平衡障害のある被験者において，OKSがめまいによる障害の改善やめまいの主観的認知の改善に対して，他の介入や介入なしよりも十分優れているというエビデンスはない．OKSは，様々な前庭障害以外の平衡障害患者に対して，めまいの自覚的強さの減少およびTUG(Timed Up & Go test)で測定した動的平衡障害とSOT(Sensory Organization test)で測定した静的平衡障害の改善に有効であったが，前庭疾患患者においては，有意な効果は認められなかった．

文 献

1) 伏木宏彰：視運動性眼振検査・視運動性後眼振検査．日本めまい平衡医学会(編)：pp. 44-47.

「イラスト」めまいの検査 改訂第3版. 診断と治療社, 2021.

2) Agrawal Y, Ward BK, Minor LB：Vestibular dysfunction：prevalence, impact and need for targeted treatment. J Vestib Res, **23**：113-117, 2013.

3) Curry SD, Carotenuto A, Huang Y, et al：Older Adults with Vestibular Disorders and Hip Fractures Have High Rates of Meclizine Use. Otol Neurotol, **44**：e178-e183, 2023.

4) Bronstein AM：A conceptual model of the visual control of posture. Prog Brain Res, **248**：285-302, 2019.

5) Liu KPY, Hanly J, Fahey P, et al：A Systematic Review and Meta-Analysis of Rehabilitative Interventions for Unilateral Spatial Neglect and Hemianopia Poststroke From 2006 Through 2016. Arch Phys Med Rehabil, **100**：956-979, 2019.

6) Pavlou M：The use of optokinetic stimulation in vestibular rehabilitation. J Neurol Phys Ther, **34**：105-110, 2010.

7) Dieterich M, Bucher SF, Seelos KC, et al：Horizontal or vertical optokinetic stimulation activates visual motion-sensitive, ocular motor and vestibular cortex areas with right hemispheric dominance. An fMRI study. Brain, **121**(Pt 8)：1479-1495, 1998.

8) Pavlou M, Quinn C, Murray K, et al：The effect of repeated visual motion stimuli on visual dependence and postural control in normal subjects. Gait Posture, **33**：113-118, 2011.

9) Vitte E, Semont A, Berthoz A：Repeated optokinetic stimulation in conditions of active standing facilitates recovery from vestibular deficits. Exp Brain Res, **102**：141-148, 1994.
Summary 両側性迷路障害患者と片側性迷路障害患者に対してリハビリテーションプログラムの前後にOKSを与えることでOKS中の眼球運動パラメータと身体の安定性について検討した報告.

10) Hood JD：Unsteadiness of cerebellar origin：an investigation into its cause. J Laryngol Otol, **94**：865-876, 1980.

11) Hoffman RA, Brookler KH：Underrated neurotologic symptoms. Laryngoscope, **88**：1127-1238, 1978.

12) Longridge NS, Mallinson AI, Denton A：Visual vestibular mismatch in patients treated with intratympanic gentamicin for Meniere's disease. J Otolaryngol, **31**：5-8, 2002.

13) Jacob RG：Panic disorder and the vestibular system. Psychiatr Clin North Am, **11**：361-374, 1988.

14) Bronstein AM：Visual vertigo syndrome：clinical and posturography findings. J Neurol Neurosurg Psychiatry, **59**：472-476, 1995.

15) Peterka RJ, Benolken MS：Role of somatosensory and vestibular cues in attenuating visually induced human postural sway. Exp Brain Res, **105**：101-110, 1995.

16) Bronstein AM：Suppression of visually evoked postural responses. Exp Brain Res, **63**：655-658, 1986.

17) Bronstein AM, Hood JD, Gresty MA, et al：Visual control of balance in cerebellar and parkinsonian syndromes. Brain, **113**(Pt 3)：767-779, 1990.

18) Guerraz M, Yardley L, Bertholon P, et al：Visual vertigo：symptom assessment, spatial orientation and postural control. Brain, **124**：1646-1656, 2001.

19) Mandour AE, El-Gharib AM, Emara AA, et al：Virtual reality versus optokinetic stimulation in visual vertigo rehabilitation. Eur Arch Otorhinolaryngol, **279**：1609-1614, 2022.

20) Zainun Z, Ruslan NS, Ghani SM：Rapid Recovery in Chronic Balance Disordered Using Bal Ex Stand up and Optokinetic Stimulation. Int Med J, **26**：535-536, 2019.

21) Staab JP, Eckhardt-Henn A, Horii A, et al：Diagnostic criteria for persistent postural-perceptual dizziness(PPPD)：Consensus document of the committee for the Classification of Vestibular Disorders of the Barany Society. J Vestib Res, **27**：191-208, 2017.

22) Staab JP, Ruckenstein MJ：Expanding the differential diagnosis of chronic dizziness. Arch Otolaryngol Head Neck Surg, **133**：170-176, 2007.

23) Wasano K, Masuda K, Yamanobe Y：[The development of posutography with visual simutiation to define the patients with PPPD. PPPD] in Japanese. Equilibrium Res, **80**：480, 2021.

24) Obrero-Gaitan E, Sedeno-Vidal A, Peinado-Rubia AB, et al：Optokinetic stimulation for the treatment of vestibular and balance disorders：a systematic review with meta-analysis. Eur Arch Otorhinolaryngol, **281**：4473-4484, 2024.

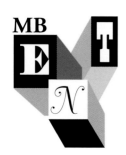

◆特集・実践！めまいに効く前庭リハビリテーション

PPPDに対する前庭リハビリテーション

堀井　新*

Abstract 前庭リハビリテーションは，薬物治療，認知行動療法と並ぶPPPDの三大治療の一つとされている．その一方，前庭リハの訓練内容は，歩行や視覚刺激の視聴などPPPDの増悪因子と重なる部分も多く，リハ導入に難渋する例を経験する．そこで我々は，PPPDにおける前庭リハの導入成功率，導入例における治療効果を一側前庭障害の代償不全と比較した．PPPDではめまい誘発のため，リハ導入率が一側前庭障害に比べ有意に低かった．薬物治療併用例では導入可能例が多い傾向にあったが，導入例でもDHIやNPQの有意な改善は認めなかった．一方，一側前庭障害では全例でリハ導入可能で，導入1か月後にDHI，NPQは有意に改善した．PPPDでは症状誘発のためリハ導入困難例が多く，一側前庭障害に比べ有効率は低いと考えられる．PPPD全例に一律に前庭リハを導入するのではなく，効果予測因子を探索し，導入のための補助療法を開発することが望まれる．

Key words 前庭リハビリテーション(vestibular rehabilitation)，持続性知覚性姿勢誘発めまい(persistent postural-perceptual dizziness：PPPD)，一側前庭障害(unilateral vestibulopathy)，代償不全(un-compensation)，新潟PPPD問診票(Niigata PPPD Questionnaire：NPQ)

はじめに

PPPDは，3か月以上持続する浮動感，不安定さ，非回転性めまいを主訴とし，症状は立位姿勢・歩行，能動的あるいは受動的な運動，動くものや複雑な視覚パターンを見た時に増悪する．めまい疾患の15％程度を占め，慢性めまいでは最多である．急性の前庭疾患が先行することが多いが，一般平衡機能検査は正常である．PPPDは機能性疾患であり，安静時機能的MRIを用いた研究では，前庭機能が正常であるにもかかわらず，視覚・体性感覚への再重み付けがみられる．そのため，過代償から視覚・体性感覚過敏となり，視覚刺激や体動に伴う体性感覚刺激でめまいが増悪する．視覚刺激負荷重心動揺検査や頭部傾斜自覚的視性垂直位検査では，それぞれ視覚過敏や頸筋の深部感覚過敏が検出される．視覚刺激後注視検査では，視覚刺激後しばらくの間，注視の安定性が低下しており，視覚刺激で誘発されためまいの遷延化に関連する[1]．

PPPDの三大治療として，SSRI/SNRIを中心とした薬物治療，前庭リハビリテーション，認知行動療法の有用性が報告されているが[1]，それぞれ，心因性めまい，一側前庭障害の代償不全，慢性の身体疾患に対する治療を流用したものであり，感覚過敏というPPPDの病態に則した治療とは言い難い．その結果，副作用や効果が不十分といった問題点を含んでいる．前庭リハビリテーションに関していうと，訓練によるめまいの誘発により，前庭リハビリテーション導入成功率が低いこと，前庭リハの本来の対象疾患である一側前庭障害の代償不全と同等の効果を有するのかどうかはっきりしない，などの問題点がある．

* Horii Arata，〒951-8510　新潟県新潟市中央区旭町通1-757　新潟大学大学院医歯学総合研究科耳鼻咽喉科・頭頸部外科学分野，教授

前庭リハビリテーションの対象疾患と作用機序

2024年に日本めまい平衡医学会から，前庭リハビリテーションガイドラインが発刊された[2]．前庭リハビリテーションの主たる対象は，発症から3か月以上経過した慢性めまい患者である．多くは，前庭神経炎，Ramsey Hunt症候群，聴神経腫瘍術後など，急性の一側前庭障害後の代償不全の患者である．

前庭リハビリテーションの作用機序として，動的前庭代償の促進，前庭反射の適応の誘導，感覚代行，慣れの誘導の4つが考えられている．以下で説明するように，慣れの誘導以外はすべて前庭機能低下の存在が前提となっている．

1．動的前庭代償の促進

動的前庭代償の促進を目的として，頭部の動きや加速・減速を伴う歩行を行う．頭部を動かすことで健側の半規管を刺激し，加減速で耳石器を刺激しながら歩行することで，動的代償が促進し歩行を安定させる．

2．前庭反射の適応の誘導

半規管脊髄反射の適応を誘導する目的で，頭部を上下（ピッチ）または左右傾斜（ロール）方向に動かしながらの歩行を行う．姿勢制御に関する半規管脊髄反射は主に垂直半規管によって行われるため，ピッチ，ロール面の頭部運動で垂直半規管を刺激し，歩行することで半規管脊髄反射の適応を誘導し歩行を安定させる．

半規管動眼反射の適応を促進する目的で，頭部を左右または上下方向に回転させながら，固定視標あるいは頭部運動と反対に動く視標を固視させる．さらに，固定視標を固視しながら，歩行を行う．網膜上の視標像のずれを発生させることで，前庭動眼反射の適応を誘導する．

耳石器脊髄反射の適応を誘導する目的で，開眼または閉眼で鉛直軸を意識しながら，立位で頭部と体幹を前後または左右に傾け，身体を安定させる．頭部と体幹を傾けることで，耳石器脊髄反射による立ち直り反射の適応を誘導する．

3．感覚代行

体性感覚への感覚代行を誘導する目的で，足底で床からの感覚を意識しながら，立位で身体を安定させる．開脚から閉脚，両脚から単脚など徐々に負荷を上げていく．

4．慣れの誘導

慣れを促進する目的で，めまいが生じる動作や姿勢を繰り返したり，めまいが生じる視覚刺激を繰り返し視聴する．

PPPD に対する前庭リハビリテーションの効果：既報のまとめ

前庭リハビリテーションの主な対象は一側前庭障害の代償不全で，前庭機能低下の存在が前提となっている．PPPDでは，末梢性めまいが先行したり併存することもあるが，それらはすでに寛解しており，PPPD患者のCP%は平均すると17.9%と正常範囲である[1]．前庭機能低下を合併するPPPDでは，前庭リハビリテーションにより前項『前庭リハビリテーションの対象疾患と作用機序』で述べた機序で平衡障害が回復すると考えられるが，PPPDに対する前庭リハビリテーションの有効性を前庭機能別に調査した報告はない．また，前庭リハビリテーションの訓練内容は，PPPDのめまい誘発因子と重なる部分も多いと考えられるが，PPPDにおける前庭リハビリテーション導入成功率に関する報告も少ない．以下に，PPPDに対する前庭リハビリテーションに関する既報を紹介する．

一般に，前庭リハビリテーションはPPPDに有効であるとする報告が多い．Nadaらは，患者を治療法の違いから前庭リハビリテーション群と前庭リハビリテーションにプラセボ薬を追加した2群に分け，その治療効果をDHI（Dizziness Handicap Inventory）を指標として比較した[3]．その結果，両群とも有意な改善を認めたが，その効果に差はなかった．プラセボ薬による有効性の上乗せ効果がなかったのは，前庭リハビリテーション単独で十分に効果があったためであると結論した．

表 1. PPPDと一側前庭障害の患者背景および平衡機能検査結果

	一側前庭障害 (n=19)	PPPD (n=15)	*p* 値 (Mann-Whitney U test)
年齢	67.4±11.5	54.9±15.8	0.010*
性別(M/F)	5/14	3/12	0.666
罹病期間(Month)	34.1±48.4	32.6±33.6	0.435
CP(%)	65.9±31.5	24.2±20.5	0.028*
vHIT-VOR gain (患側 or 低値)	0.55±0.23	1.00±0.12	<0.01**
原因疾患あるいは 先行疾患	急性めまい代償不全(n=7) メニエール病(n=3) 前庭神経炎(n=2) ハント症候群(n=2) 慢性中耳炎(n=2) 側頭骨骨折(n=1) 聴神経腫瘍(n=1) 中耳真珠腫術後(n=1)	不明(n=4) メニエール病(n=3) 急性めまい(n=3) BPPV(n=3) めまい突難(n=1) 頭部外傷(n=1)	

性別のみχ²検定

Choi らは，PPPD を対象に，エクササイズによる前庭リハビリテーション単独とエクササイズに視運動刺激を加えた治療の効果を比較し，エクササイズにより DHI，ADL，TUG(Timed Up and Go test)が有意に改善したが，視運動刺激による追加効果はみられないか，むしろ効果を小さくしたと報告している[4]．視運動刺激によるリハビリテーションは，前述の4つの作用機序のうち慣れの誘導に該当するが，視覚誘発が強い患者に限定して施行すべきと報告している．Teh らは，自宅でのリハビリテーションは病院で行う前庭リハビリテーション同様，PPPD 患者の QOL，DHI および不安や抑うつに有効であったと報告している[5]．また，Web を使った自己前庭リハビリテーション[6]や，バーチャルリアリティを使った個人にカスタマイズした前庭リハビリテーションの有用性も報告されている[7]．前庭リハビリテーションに認知行動療法やアクセプタンス＆コミットメントセラピーを加え，PPPD に有用であったとの報告もある[8,9]．これらのことから，日本めまい平衡医学会が出版している前庭リハビリテーションガイドライン 2024 年版では，PPPD に対する前庭リハビリテーションはエビデンスレベル C で推奨の強さは 1(強い)，すなわち，効果が得られる根拠が不足していることを理解したうえで行うことを推奨する，となっている[2]．

PPPD に対する前庭リハビリテーションの効果
：一側前庭障害との比較[10]

前述のように，PPPD に対して前庭リハビリテーションは有効であるとの報告が多いが，我々の経験では，PPPD 患者は訓練に伴うめまいの誘発や苦痛から，一側前庭障害を対象にした場合より前庭リハビリテーションを導入・継続できる患者の割合が少なく，効果も限定的であると感じていた．また現時点で，前庭リハビリテーションの有効性を，本来の対象疾患である一側前庭障害と比較した報告はない．そこで我々は，2023 年 3 月～2024 年 1 月の間に初診し，前庭リハビリテーションにより治療を試みた一側前庭障害 19 例およびおよび PPPD 15 例に対するリハビリテーション導入率，治療効果を比較した．

表 1 に，両群の年齢，性別，罹病期間，平衡機能検査の結果(CP%，vHIT-VOR gain)，原因疾患あるいは先行疾患を示す．性別，罹病期間に差はなかったが，PPPD は一側前庭障害より若年であった．一側前庭障害では，PPPD に比べて有意に CP%が大きく，vHIT-VOR gain(患側向き)は小さかった．

前庭リハビリテーションの訓練内容としては，前庭動眼反射の適応を誘導する「頭部を左右または上下方向に回転させながら固定視標あるいは頭

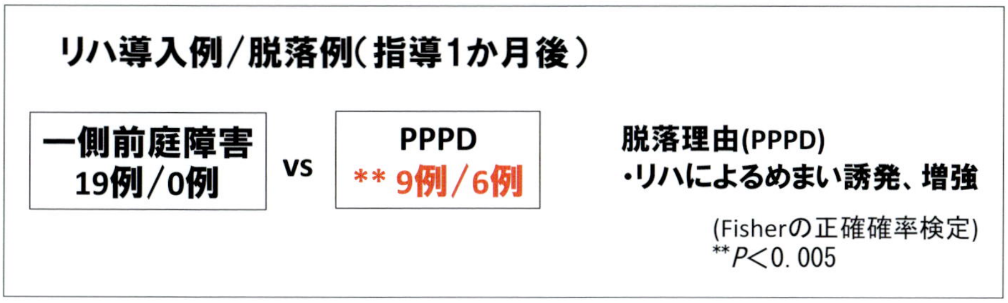

図 1. 疾患別の前庭リハビリテーション導入例と脱落例

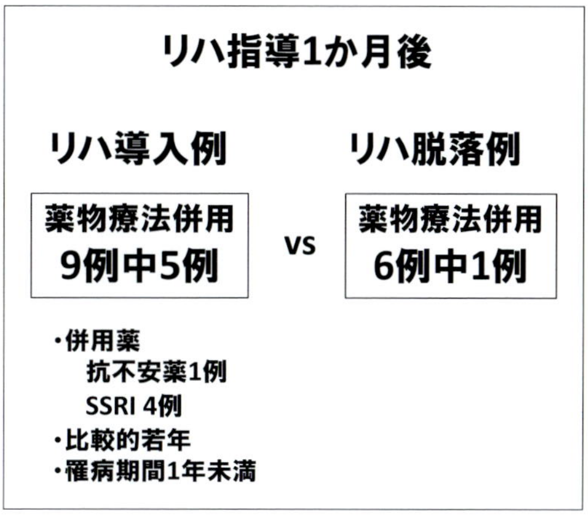

部運動と反対に動く視標を固視させる視線安定化訓練，固定視標を固視しながら歩行を行うリハビリテーション」，動的前庭代償を促進する「起立して歩行，方向転換，頭部の動きや加速・減速を伴う歩行を行うリハビリテーション」，耳石器脊髄反射の適応を誘導する「立位での姿勢安定化訓練」など，日本めまい平衡医学会発出の前庭リハビリテーションガイドライン[2]に則って行った．前庭リハビリテーションの指導は，外来受診時の個別指導および月1回の集団療法として行った．1日20分を目標に指導し，すでに薬物治療を受けていた例では，投薬内容は変えずそのまま続行した．

少なくとも視線安定化訓練が継続できている群を前庭リハビリテーション導入群，継続できなかった群を前庭リハビリテーション脱落群とし，リハビリテーション指導1か月後に導入あるいは脱落を判定した．脱落例ではその理由を調査した．めまい症状の評価には，DHIおよびNPQ（Niigata PPPD Questionnaire）を用い，前庭リハビリテーション導入前および1か月後に評価した．うつ・不安症状の推移についてもHADS（Hospital Anxiety and Depression Scale）を用いて評価した．

前庭リハビリテーション指導1か月後の時点で，一側前庭障害群では19例全例が前庭リハビリテーションを導入できていたが，PPPD群では導入例/脱落例＝9例/6例で，有意に脱落症例が多かった（$P < 0.005$）（図1）．脱落の理由は，前庭リハビリテーションによるめまい症状の誘発，増強であった．PPPDにおける前庭リハビリテーション導入成功例では，9例中5例で抗不安薬やSSRIなどが投与されていたのに対し，脱落例では6例

図 2. PPPD における前庭リハ導入例と脱落例の比較

中5例で薬物治療の併用はなかった（図2）．このことから，薬物治療の併用が，前庭リハビリテーションのアドヒアランスを上げている可能性が考えられた．また，データには示さないが，若年で罹病期間が1年以内の短い例でリハビリテーション導入成功例が多かった．よって，罹病期間の短い比較的若い患者で薬物治療を併用することで前庭リハビリテーションが導入しやすいと考えられるが，一般的には，PPPDでは一側前庭障害よりリハビリテーション導入は難しいと考えられる．

図3〜5に，一側前庭障害およびPPPDにおける，DHI（図3），NPQ（図4），HADS（図5）に対する前庭リハビリテーションの効果を示す．

DHI：一側前庭障害群では，治療前に比べ1か月後には，DHIのトータルスコア，physical（P），emotional（E），functional（F）の各サブスケールが有意に低下したが，PPPDでの変化は有意ではなかった．

NPQ：一側前庭障害群では，治療前に比べ1か月後には，NPQのトータルスコア，upright/

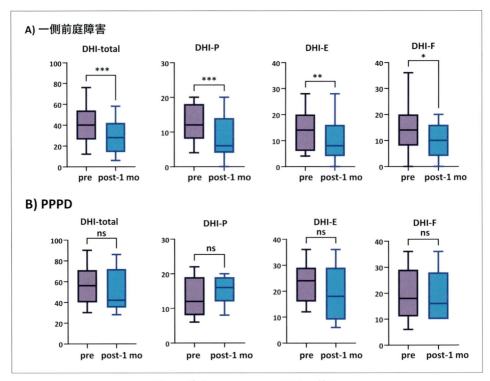

図 3. 前庭リハの DHI に対する効果

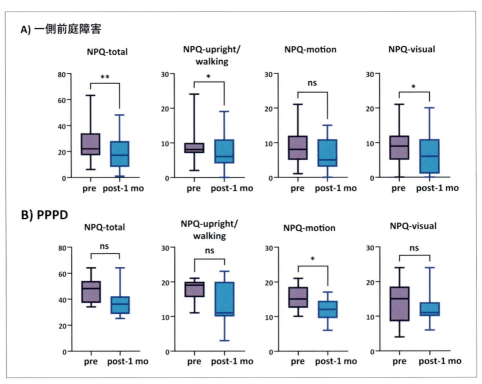

図 4. 前庭リハの NPQ に対する効果

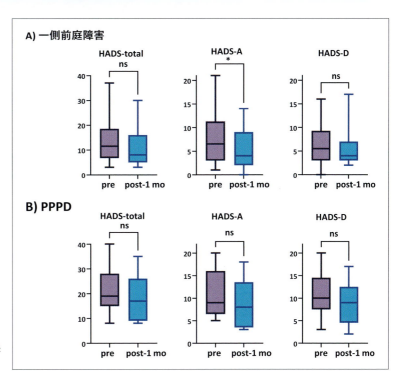

図 5.
前庭リハの HADS に対する効果

walking, visual の各サブスケールが有意に低下したが，PPPD では motion のサブスケールで有意に低下したのみであった．

HADS：一側前庭障害群では，治療前に比べ 1 か月後には，HADS の anxiety（A）のサブスケールが有意に低下したが，PPPD での変化は有意ではなかった．

まとめると，PPPD では，一側前庭障害と比べ前庭リハビリテーションを導入できる割合が有意に低いが，抗不安薬や SSRI の併用で導入可能となりうることが示唆された．また，前庭リハビリテーションを継続できた場合でも，DHI や NPQ の変化は有意ではなかった．一方，一側前庭障害では，全例リハビリテーションが継続可能で，DHI や NPQ を有意に低下させた．すなわち，導入不可例が出現することを考えると，PPPD に対する前庭リハビリテーションは，一側前庭障害と等しく一律に勧められるというほどではないが，薬物治療併用例では施行を考慮してもよいと考えられる．今後，リハビリテーション導入時に有効性を予測できる因子の探索や，薬物療法や認知行動療法の併用など導入率を高める補助療法の検討，長期経過観察例のデータ集積が重要である．

まとめ

前庭リハビリテーションは，薬物治療，認知行動療法と並んで PPPD の三大治療として知られ，既報の多くはその有用性を報告している．しかし，これらはリハビリテーション導入率や，その効果を一側前庭障害など前庭リハビリテーションの主要な対象疾患と比較したものではなかった．

PPPD では体動や視覚刺激，立位・歩行などで症状が増悪する．これらは，前庭リハビリテーションの訓練内容そのものであり，リハビリテーションによる症状誘発は避けられない．我々の研究では，リハビリテーションに対する恐怖感，あるいは実際行った時の症状増強のため，リハビリテーションを導入・継続できる症例が一側前庭障害に比べ，有意に少なかった[10]．抗不安薬や SSRI による薬物治療併用例では継続できる割合が高かったため，これらの投薬により不安を押さえたうえでリハビリテーションを導入することがポイントである可能性が考えられた．しかし，リハビリテーション導入症例でも，DHI や NPQ の変化は有意ではなかった．よって，PPPD 全例に一律に前庭リハビリテーションを導入することには疑

問が残る．PPPD の中でも前庭機能低下を認める例で，より有効性が高い可能性があるが，前庭リハビリテーションの有効性の予測因子の探索，導入率を高める補助療法の開発ならびに長期効果の検討が望まれる．

文　献

1) Yagi C, Kimura A, Horii A：Persistent postural-perceptual dizziness：a functional neuro-otologic disorder. Auris Nasus Larynx, **51**：588-598, 2024.
   Summary PPPD の疫学，病態，検査所見，治療に関する英文の総説論文．

2) 日本めまい平衡医学会（編）：前庭リハビリテーションガイドライン2024年版. 金原出版, 2024.
   Summary 前庭リハビリテーションの対象疾患，原理，方法に関するガイドライン．QR コードから動画も参照でき，CQ も豊富である．

3) Nada EH, Ibraheem OA, Hassaan MR：Vestibular rehabilitation therapy outcomes in patients with persistent postural-perceptual dizziness. Ann Otol Rhinol Laryngol, **128**：323-329, 2019.

4) Choi SY, Choi JH, Oh EH, et al：Effect of vestibular exercise and optokinetic stimulation using virtual reality in persistent postural-perceptual dizziness. Sci Rep, **11**：14437, 2021.

5) Teh CS, Abdullah NA, Kamaruddin NR, et al：Home-based vestibular rehabilitation：A feasible and effective therapy for persistent postural perceptual dizziness（A Pilot Study）.

Ann Otol Rhinol Laryngol, **132**：566-577, 2022.

6) Eldøen G, Kvalheim SE, Thesen T, et al：Web-based vestibular rehabilitation in persistent postural-perceptual dizziness. Brain Behav, **11**：e2346, 2021.

7) Mempouo E, Lau K, Green F, et al：Customised vestibular rehabilitation with the addition of virtual reality-based therapy in the management of persistent postural-perceptual dizziness. J Laryngol Otol, **135**：887-891, 2021.

8) Herdman D, Norton S, Murdin L, et al：The INVEST trial：a randomised feasibility trial of psychologically informed vestibular rehabilitation versus current gold standard physiotherapy for people with Persistent Postural Perceptual Dizziness. J Neurol, **269**：4753-4763, 2022.

9) Kuwabara J, Kondo M, Kabaya K, et al：Acceptance and commitment therapy combined with vestibular rehabilitation for persistent postural-perceptual dizziness：A pilot study. Am J Otolaryngol, **41**：102609, 2020.
   Summary 前庭リハビリテーションと認知行動療法の 1 種である ACT を組み合わせた治療の有用性を述べた論文．

10) Yamato A, Yagi C, Kai R, et al：Is vestibular rehabilitation as effective for persistent postural- perceptual dizziness as for chronic unilateral vestibular hypofunction? Otol Neurotol.（in press）
   Summary PPPD に対する前庭リハビリテーションの有用性は，一側前庭障害に対するよりも低いことを述べた論文．

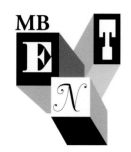

◆特集・実践！めまいに効く前庭リハビリテーション

感覚代行を用いた前庭リハビリテーション

佐藤　豪*

Abstract　感覚代行(sensory substitution)とは，1つの感覚を別の感覚系で代替することで，欠如した感覚情報を伝えることと定義される．視覚や聴覚，触覚の障害者に対して，感覚代行技術が広く用いられており，前庭機能障害患者に対しても，聴覚や体性感覚情報による感覚代行を用いた前庭リハビリテーションが有効な場合がある．本稿では，聴覚，振動触覚，電気触覚などのフィードバックを利用した感覚代行システムについて概説し，さらに，我々が開発している頭部傾斜情報を下顎振動としてフィードバックするシステムである頭部傾斜感覚適正化装置(TPAD)について紹介する．感覚代行を用いた前庭リハビリテーションは，両側前庭障害および難治性一側性前庭障害患者に対する姿勢制御や歩行の改善に有効であり，転倒予防や自覚症状の軽減に寄与する可能性がある．

Key words　感覚代行(sensory substitution)，聴覚フィードバック(auditory biofeedback)，振動触覚フィードバック(vibrotactile biofeedback)，電気触覚フィードバック(electrotactile biofeedback)，頭部傾斜感覚適正化装置(tilt perception adjustment device：TPAD)，両側前庭障害(bilateral vestibulopathy)

はじめに

感覚代行(sensory substitution)とは，1つの感覚を別の感覚系で代替することで，欠如した感覚情報を伝えることと定義される．身近な感覚代行として，たとえば聴覚障害者の場合は，手話や読唇を使ってコミュニケーションを取ることがあるが，これは聴覚情報を視覚情報で感覚代行している(図1)．視覚障害者の場合は，点字や道路の点字ブロックなどを使って視覚情報を体性感覚である触覚情報で感覚代行し，白杖も周囲の空間情報を手の固有感覚で代行している．前庭機能障害患者に対しては，消失または低下した前庭情報を聴覚情報や体性感覚情報などの他の感覚系で感覚代行する前庭リハビリテーションの有効性が報告されている．

ヒトの姿勢制御に関与する主な感覚情報は，視覚情報，前庭情報，体性感覚情報の3つであり，これらの感覚情報が中枢神経系で統合され，姿勢を制御する．前庭情報は，前庭動眼反射や前庭脊髄反射を介して姿勢制御に重要な役割を果たしている．両側前庭障害では，両側の前庭からの入力が消失するため，前庭動眼反射が機能せず，速い頭部の動きに伴い動揺視(jumbling現象)が生じる．さらに，前庭脊髄反射も機能せず，閉眼時や暗所でのバランス保持が困難になる．また，両側前庭障害患者は一側性前庭障害患者と比べて前庭代償が進行しにくく，平衡障害が長期にわたって持続し難治性となることが多い[1]．そのため，両側前庭障害患者に対しても，失われた前庭情報を他の感覚系で代行し，前庭機能を補完するための感覚代行による前庭リハビリテーションが用いられることがある．

本稿では，これまで報告されている聴覚，振動

---

* Sato Go，〒 770-8503　徳島県徳島市蔵本町 3-18-15　徳島大学大学院医歯薬学研究部耳鼻咽喉科・頭頸部外科学，准教授

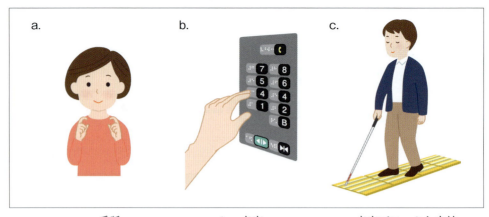

a．手話　　　　　　b．点字　　　　　c．点字ブロックと白杖

図1．身近な感覚代行

触覚，電気触覚などを用いた感覚代行システムを紹介し，さらに我々が行っている頭部傾斜情報を下顎振動としてフィードバックする感覚代行システムを用いた前庭リハビリテーションについて述べる．

難治性めまい患者に対する感覚代行システム

近年，難治性めまい患者に対して姿勢制御を改善するための感覚代行デバイスの有効性がいくつか報告されている．たとえば，聴覚フィードバック，振動触覚フィードバック，さらには電気触覚フィードバックを利用した感覚代行デバイスがこれまでに報告されている(図2)．

1．聴覚による感覚代行

聴覚を利用した感覚代行システムでは，腰に取り付けた加速度センサーから得られた体幹の傾斜情報をコンピューターで解析し，ヘッドホンに音量やピッチの変化としてフィードバックするシステムが報告されている[2](図2-a)．たとえば，体幹が右に傾くと腰に装着した加速度センサーが感知し，コンピューターを介してヘッドホンの右耳から聞こえる信号音が大きくなり，左耳からの信号音が小さくなる．前方に傾くと左右両方の音量が大きくなり，ピッチ（周波数）は高くなる．後方に傾くと音量が大きくなるが，ピッチは低く提示される．この聴覚フィードバックは，前庭覚と聴覚が同じ内耳にある感覚器であるため，親和性の高いシステムであると考えられる．Dozzaらは，聴覚を利用した感覚代行システム(auditory bio-feedback：ABF)を用いて，両側前庭障害患者と健常者それぞれ9人の重心動揺検査を行った．この報告によると，両群ともABFを装用した状態では，閉眼してフォームラバー上に立つ場面において多くの症例で静止立位の動揺が抑制された．

Bastaらは，ABFの装用効果だけでなく，ABFを用いた前庭リハビリテーションの訓練効果についても報告している[3]．彼らは26人の耳石器障害によるめまい患者を対象に，ABFを用いた前庭リハビリテーションを行った13例と，ABFを用いない13例を比較検討した．訓練は1日3回，2週間行い，重心動揺や継ぎ足歩行を評価した．その結果，ABFを用いたリハビリ群では，閉眼立位やラバー負荷時の重心動揺が大幅に改善され，特に継ぎ足歩行の改善が顕著であった．このように，ABFを用いた前庭リハビリテーションは装用効果に加えて，訓練効果も期待できる．一方で，ABFには難聴を伴う前庭障害患者には適用が難しいという課題がある．

2．腰部振動による感覚代行

腰部振動による感覚代行システム(vibrotactile biofeedback：VBF)は，腰部に取り付けた傾斜センサーで体幹の傾斜情報を取得し，腰部に配置した振動子を用いて，その傾斜情報を振動としてフィードバックするシステムである(図2-b)．Horakらは，一側性前庭障害患者9人に対して，VBFの効果を検討している[4]．その結果，VBFを装用すると，閉眼・継ぎ足歩行時の左右への質量中心の揺れや体幹の傾斜，継ぎ足歩行の安定性が

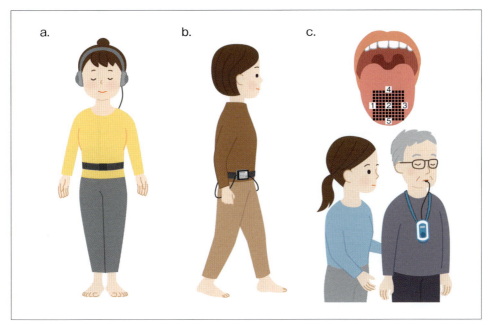

図 2. 各種感覚代行デバイス
a：聴覚フィードバック（audio biofeedback：ABF）
b：振動触覚フィードバック（vibrotactile biofeedback：VBF）
c：電気触覚フィードバック（electrotactile biofeedback：EBF）

改善され，歩行の安定化にも効果があることが示された．

その後，BastaらはVBFを用いた前庭リハビリテーションに関する大規模なランダム化比較試験（RCT）を実施している．彼らは，めまい患者105例をランダム化し，VBFを1回15分，2週間以上行った結果，VBFを用いたリハビリ実施群では治療前と比べて治療直後および3か月後の感覚統合テスト（sensory organization test：SOT），dizziness handicap inventory（DHI）および vertigo symptom scale（VSS）が有意に改善し，歩行中の体幹の揺れも改善していた[5]．一方で，プラセボ群ではスコアに変化はなく，前庭障害患者においてもすべての指標でVBFを用いたリハビリ実施群の改善が確認された．

さらに，彼らは両側前庭障害患者にも同様の研究を行い，22人の患者を対象にVBFを用いて2週間，10セッションの前庭リハビリテーションを実施した[6]．その結果，DHIや感覚統合テスト，Standard Balance Deficit Testが有意に改善され，長期フォローを行った10人では，訓練後12か月間にわたりDHIスコアの改善が持続していた．つまり，両側前庭障害患者に対しても，VBFは装用効果に加えて訓練効果が期待でき，長期的な改善効果もあると示唆されている．現在，Vertigurdという名前で商用化され，主に欧米で使用されている．

3．電気触覚による感覚代行

舌は感覚器の中でも非常に敏感な部位であることから，舌に対する電気触覚フィードバックを利用した感覚代行システム（electrotactile biofeedback：EBF）が報告されている（図2-c）．この電気触覚による感覚代行は，頭部の傾斜情報を，舌表面に配置した微小電極アレイを用いて，その傾斜情報を電気触覚としてフィードバックするシステムである．舌の表面に10×10の微小電極アレイを装着し，頭部が右に傾くと舌の右側が，前に傾くと舌の前方がそれぞれ刺激される．Uneriらは，両側前庭障害患者16人を対象に，電気触覚を用いた前庭リハビリテーションを1回20分，1日2回のセッションを5日間にわたって行い，SOTとDHIのスコアが有意に改善したことを報告している[7]．この結果から，電気触覚を用いた前庭リハビリテーションは，両側前庭障害患者のめまいの自覚症状

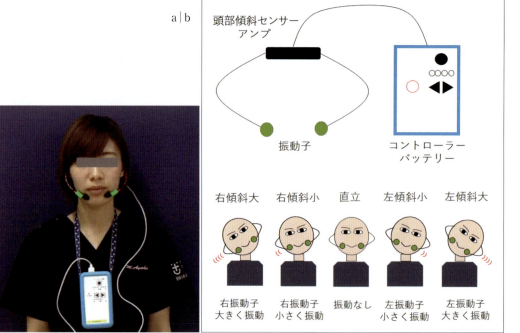

図 3．傾斜感覚適正化装置（TPAD）
a：TPAD を装用した外観．頭部の傾斜情報を振動刺激として口角部に伝えて感覚代行を行うウェアラブルデバイス
b：TPAD の構成．頭部傾斜センサー部，情報変換部（プロセッサー），振動子から構成されている．振動子は頭部の傾斜角度に応じて下顎に振動で頭部傾斜情報を伝える．

や平衡機能に対して有効であることが示された．

その後，Yamanaka らは，電気刺激を用いた口腔内デバイスである vestibular substitution tongue device（VSTD）を使用した前庭リハビリテーションの長期成績を報告している[8]．彼らは，難治性一側性前庭障害患者 16 人を対象に，VSTD を用いて 8 週間にわたる前庭リハビリテーションを実施し，歩行機能評価の一つである functional gait assessment（FGA）スコアおよび DHI が，訓練直後から有意に改善し，さらに訓練終了後も 2 年間にわたってその効果が持続していたことを報告している．

電気触覚を用いた前庭リハビリテーションには，口腔内にデバイスを装着することに対する抵抗感や，訓練中に会話が困難といった課題があるものの，難治性前庭障害患者に対してめまい症状の改善効果が期待でき，訓練終了後もその効果が持続することが特徴である．現在では，Brain Port Balance Pro という名称で商用化されており，欧米の一部の医療機関で使用されている．

4．下顎振動による感覚代行

我々は，頭部の傾きの前庭情報を振動刺激として下顎に伝えて前庭情報を感覚代行するウェアラブル感覚代行デバイスである頭部傾斜感覚適正化装置（tilt perception adjustment device：TPAD）を奈良県立医科大学と共同開発した（図 3-a）．TPAD は，頭部傾斜センサー部，情報変換部（プロセッサー），振動子から構成されている（図 3-b）．後頭部に設置された頭部傾斜センサー部には加速度計が搭載され，コントローラーの中にあるプロセッサーと USB で連結されている．頭部傾斜センサーで感知された重力加速度ベクトルから得られた頭部の傾き情報は，プロセッサーへ送られ，同部位で記号・符号化されて，下顎とインターフェイスする左右の 2 個の振動子へ電気信号として送られるように設計されている．顔面の中では下顎がもっとも振動の感受性が高いことから，振動子は左右の下顎に当たるように装着する．振動子は頭部の傾斜角度に応じて下顎に振動で頭部傾斜情報を伝える．センサーで検出した頭部傾斜角

度から近似式に基づいて刺激値で算出した振動刺激強度が負荷される.

1）両側前庭障害患者に対する TPAD の効果

我々は，TPAD による感覚代行を用いた前庭リハビリテーションが，両側前庭障害患者のめまいの自覚症状や姿勢制御に与える効果について検討した[9].両側前庭障害患者5人を対象に，TPAD を1日2回，1回20分以上，3か月間装用させながら前庭リハビリテーションを行った.その結果，DHI の合計スコアが有意に低下し，めまいの自覚症状が改善したことが示された.さらに，重心動揺検査においても，TPAD を装用することで開眼時および閉眼時の重心動揺が改善していた.この結果から，TPAD を用いた前庭リハビリテーションは，両側前庭障害患者においてめまいの自覚症状を軽減し，静的姿勢の安定化に寄与する装用効果が期待できると考えられる.

また，TPAD による感覚代行を用いた前庭リハビリテーションが，両側前庭障害患者の歩行に与える効果についても三次元動作分析検査を用いて検討した.三次元動作分析検査は，光学式三次元動作分析装置である VICON MX system（Vicon Motion Systems, Oxford, UK）を用い，歩行の三次元動作パラメータ（歩行ピッチ，歩幅，歩行速度）を評価した.両側前庭障害患者5人中，TPAD を装用することで全例の歩行速度が増加する装用効果が確認された.TPAD を用いた前庭リハビリテーションを3か月行った後に施行した歩行解析では，TPAD を装用していない状態での歩行パラメータにおいて，3例で歩行速度の改善がみられ，訓練効果が認められた.これらの結果から，TPAD を常時装用することにより，両側前庭障害患者の平衡障害を改善し，歩行時の転倒予防が期待できる.また，TPAD による感覚代行を用いた前庭リハビリテーションは，両側前庭障害患者の姿勢安定にも寄与する可能性がある.このことから，TPAD による感覚代行を用いた前庭リハビリテーションは，両側前庭障害患者に対して臨床応用が期待される.

2）難治性一側性前庭障害に対する TPAD の効果

難治性一側性前庭障害患者では，前庭情報の低下を補うために姿勢制御が視覚依存になりやすく，視覚誘発性めまいを訴えることが多い.これまでの研究では，姿勢制御の視覚依存性とめまいの自覚症状には相関があることが報告されている.そこで我々は，TPAD による感覚代行を用いた前庭リハビリテーションが，難治性一側性前庭障害患者の姿勢制御における感覚再重み付けを誘導するかどうかを検討するため，慢性難治性一側性前庭障害患者11人を対象に，TPAD を1日2回，1回20分以上，3か月間装用させてリハビリテーションを行った[9].その結果，TPAD を用いた前庭リハビリテーション後，TPAD を装用しない状態でも，めまいの自覚症状を反映した DHI スコアが有意に改善したことが確認された.さらに，ラバー負荷重心動揺検査では，姿勢制御の視覚依存性を示すラバーロンベルグ率が有意に低下した一方で，姿勢制御の体性感覚依存性を示す閉眼ラバー比には変化が認められなかった.また，TPAD の装用による副反応は認めなかった.さらに，TPAD による感覚代行を用いた前庭リハビリテーションが，難治性一側性前庭障害患者の歩行機能に及ぼす効果も検討した.難治性一側性前庭障害患者8人を対象に TPAD を使用したリハビリテーションを行ったところ，訓練後には TPAD を装用しない状態でも歩行速度が有意に改善する訓練効果が認められた.

これらの結果から，TPAD を用いた前庭リハビリテーションは，難治性一側性前庭障害患者において歩行障害も改善する可能性があることが示唆された.TPAD を用いた前庭リハビリテーションを行うと，前庭情報を含んだ振動刺激による感覚代行により中枢神経系で感覚再重み付けが誘導されて姿勢制御が変化し，姿勢や歩行が安定すると推定される.しかし，感覚再重み付けを誘導する感覚情報の統合が中枢神経系のどの部位で行われているかについては，不明な点が多い.

今後の展望と課題

感覚代行技術は今後さらに進化し，より多くの感覚系を利用した複合的なデバイスの開発が予想される．特に，人工知能（AI）の進歩により，感覚代行システムが患者の個々のニーズに合わせて調整される可能性が高い．感覚代行を用いた前庭リハビリテーションは，既存の治療法に抵抗する難治性めまい患者に対する新たな治療法として大きな期待が寄せられている．さらに，難治性前庭障害患者に限らず，高齢者の転倒予防や歩行機能強化のためのデバイスとしても応用される可能性がある．

しかしながら，感覚代行を用いた前庭リハビリテーションにはいくつかの課題が残されている．まず，患者が新しい感覚代行からの入力に適応し，適切に反応するまでには一定の時間と訓練が必要である．したがって，練習内容やタスク設定が治療効果を左右する重要な要素となる．また，一部の感覚代行を用いた前庭リハビリテーションにおいては，RCTによる有効性が報告されているものの，エビデンスレベルがまだ十分に確立されていない[10]．さらに，医療機器の開発コストや法的規制に関する問題もあり，現時点では日常診療への広範な実用化には至っていない．今後，さらなるエビデンスの蓄積と，日常診療への実用化に向けた取り組みが求められている．

参考文献

1）佐藤　豪：両側前庭機能障害．MB ENT，**249**：70-75，2020．

2）Dozza M, Chiari L, Horak FB：Audio-biofeedback improves balance in patients with bilateral vestibular loss. Arch Phys Med Rehabil, **86**：1401-1403, 2005.
　Summary 聴覚フィードバックが両側前庭障害患者の静的姿勢制御に与える効果を報告した論文．

3）Basta D, Singbartl F, Todt I, et al：Vestibular rehabilitation by auditory feedback in otolith disorders. Gait & Posture, **28**：397-404, 2008.

4）Horak FB, Dozza M, Peterka R, et al：Vibrioctile biofeedback inproves tandem gait in patients with unilateral vestibular loss. Ann N Y Acad Sci, **1164**：279-281, 2009.

5）Basta D, Rossi-Izquierdo M, Soto-Varela, et al：Efficacy of a vibriotactile neurofeedback training in stance and gait conditions for the treatment of balance deficits：a double-blind, placebo-controlled multisensory study. Otol Neurotol, **32**：1492-1499, 2011.
　Summary 腰部への振動触覚フィードバックを用いた前庭リハビリテーションが，バランス障害患者の姿勢やめまいの自覚症状に与える効果を検討したランダム化比較試験の論文．

6）Basta D, Rossi-Izquierdo M, Wonneberger K, et al：Individualized vibriotactile neurofeedback training in patients with chronic bilateral vestibulopathy. Brain Sci, **13**：1219, 2023.

7）Uneri A, Polat S：Vestibular rehabilitation with electrotactile vestibular substitution：early effects. Eur Arch Otorhinolaryngol, **266**：1199-1203, 2009.
　Summary 舌への電気触覚フィードバックを用いた前庭リハビリテーションが，両側前庭障害患者の感覚統合テストやDHIに与える効果を報告した論文．

8）Yamanaka T, Sawai Y, Murai T, et al：Long-term effects of electrotactile sensory substitution therapy on balance disorders. Neuroreport, **27**：744-748, 2016.

9）佐藤　豪：両側前庭障害に対するTPADによる感覚代行を用いた平衡訓練．Equilibrium Res, **80**：210-215, 2021.

10）日本めまい平衡医学会（編）：前庭リハビリテーションガイドライン2024年版：pp.77-81．金原出版，2024．
　Summary 日本めまい平衡医学会により，メカニズムに基づいた前庭リハビリテーションの標準化を行った本邦で初めてのガイドライン．

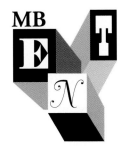

◆特集・実践！めまいに効く前庭リハビリテーション

ノイズ前庭電気刺激（GVS）による末梢前庭障害の治療

亀井千晴[*1]　岩﨑真一[*2]

Abstract　前庭代償により自然回復が期待される一側前庭障害と異なり，両側前庭障害ではめまい・平衡障害が遷延し，現在のところ有効な治療がない．筆者のグループでは，微弱なノイズ様の電流を耳後部より与えることによって，残存する前庭神経機能を底上げし，両側前庭障害患者の体平衡機能を改善するノイズ前庭電気刺激（ノイズGVS）装置の開発を進めている．ノイズGVSの短期刺激は，両側前庭障害患者の体平衡機能や歩行機能を改善することが明らかになっている．ノイズGVSの長期刺激は，両側前庭障害患者の体平衡機能を，刺激終了後も数時間にわたって改善することが判明している．ノイズGVSの前庭リハビリテーションへの応用については，相乗効果はみられないことが報告されていることから，その実用にあたっては，日常生活における体平衡機能の改善を目的として使用するのが現実的である．

Key words　前庭電気刺激（galvanic vestibular stimulation：GVS），両側前庭障害（bilateral vestibulopathy），体平衡（postural stability），めまい（dizziness），前庭リハビリテーション（vestibular rehabilitation）

はじめに

前庭障害が片側であれば，前庭機能そのものは回復しなくても，小脳・脳幹の可塑的変化に基づく代償機構によって，時間とともにめまいやふらつきなどの症状はある程度消失し，前庭リハビリテーションによる前庭代償の促進が症状改善に有効とされる．しかしながら，両側の前庭が障害されると，前庭代償が働かず，慢性的なめまい・ふらつきが残存する．この両側前庭障害に対しては，前庭リハビリテーションなどの治療が行われているものの，効果は限定的であり，新たな治療の開発が待たれている[1]．

筆者らのグループでは，耳後部に貼付した表面電極を通じて，ノイズ様の微弱な電流を流して，前庭神経を刺激する経皮的ノイズ前庭電気刺激（ノイズGVS）による両側前庭障害患者のバランスを改善する機器の開発を進めている．本稿では，これまでの開発の経緯につき紹介するとともに，前庭リハビリテーションへの応用の可能性についても解説する．

ノイズGVSの短期刺激効果

ノイズGVSが体平衡を改善する機構としては，微弱な入力信号に対する非線形系の応答が，ノイズ様の刺激によって増強されるという確率共振現象が想定されており，これまでに脊髄小脳変性症やパーキンソン病患者の運動機能の改善に有効であることが報告されている[2]．

筆者らは，ノイズGVSの短期刺激が両側前庭障害患者の体平衡に及ぼす影響について検討した[3]．被検者を重心動揺計上に閉眼起立させ，ノイズGVS非刺激状態で30秒間，続いてノイズGVS刺激下で30秒間の重心動揺を記録した．刺激には，携帯型の前庭電気刺激装置を使用し，両側の乳様突起に貼付した表面電極より刺激を行っ

[*1] Kamei Chiharu, 〒484-8511　愛知県犬山市大字五郎丸字二タ子塚6　総合犬山中央病院耳鼻咽喉科，副部長
[*2] Iwasaki Shinichi, 名古屋市立大学大学院医学研究科耳鼻咽喉・頭頸部外科，教授

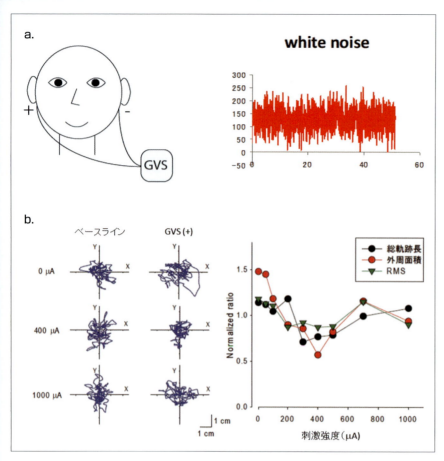

図 1.
ノイズGVSの短期刺激が体平衡に及ぼす効果
 a：ノイズGVSの刺激方法．表面電極を両側の乳様突起に貼付し，携帯型の前庭電気刺激装置で刺激を行う（左図）．ノイズGVSで使用するホワイトノイズの刺激波形（右図）
 b：重心動揺計上に閉眼起立し，刺激なしの状態で30秒間（ベースライン），ノイズGVSありの状態で30秒間重心動揺を記録した．ミトコンドリア脳筋症による両側前庭障害患者（36歳，女性）において，ノイズGVSの短期刺激が重心動揺に及ぼす影響．ノイズGVSの最適刺激値は400μAであった．
（文献3より転載・改変）

た（図1-a）．

図1-bに示す両側前庭障害患者では，ノイズGVSの刺激強度を強めるに従って，体平衡が徐々に改善し，400μAで最大のバランス改善効果を認めた．さらに，刺激を強めるとバランスは増悪するという，確率共振現象でみられる典型的なパターンを認めた（図1-b）．

重心動揺計で認められるパラメータのうち，総軌跡長，外周面積，RMS値の3つの項目が同時に改善する最適刺激値は，両側前庭障害患者11人中9人に認められ，総軌跡長は約30％，外周面積は45％，RMS値は20％の改善を認めた[3]．

次いで，ノイズGVSの短期刺激が歩行に及ぼす影響についての検討を行った．両側前庭障害患者12人を対象に，ノイズGVS刺激下で10m歩行の計測を行ったところ，有意な歩行速度の増加を認めた（図2）[4]．歩行速度が最大となるノイズGVSの刺激強度では，刺激なしの状態と比較して歩行速度は約13％，歩幅は約8％増加し，ステップ時間は約4％減少した．

以上の結果からノイズGVSは，少なくとも短期刺激中には，静的な体平衡機能および歩行機能を改善させることが判明した．これらの結果は，国内外の研究でも追試され，ほぼ同様の結果が得られている[5,6]．

ノイズGVSが前庭機能に及ぼす影響

ノイズGVSが体平衡機能を改善するメカニズムとして，確率共振現象による末梢前庭機能の底上げを想定しているが，本当に前庭機能が増強しているかどうかは明らかでない．そこで，ノイズGVSが前庭誘発眼筋電位（oVEMP）に及ぼす影響についての検討を行った．

図3にノイズGVS刺激中に記録した58歳，健常女性のoVEMPを示す．50mAの刺激まではoVEMPの振幅が増大し，それ以上強くするとoVEMPの振幅は縮小するという，確率共振現象でみられる反応パターンを認めた[7]．健常者15人

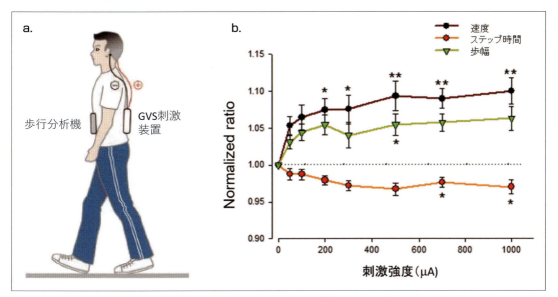

図 2. ノイズ GVS の短期刺激が歩行に及ぼす効果
a：携帯型のノイズ GVS で刺激下に 10 m の歩行を行い，歩行分析機にて解析した．
b：両側前庭障害患者 12 人の結果のまとめ．刺激強度 200～1000 μA で，統計学的に有意な歩行速度の上昇を認めた．
（文献 4 より転載・改変）
＊：$P<0.05$，＊＊：$P<0.01$

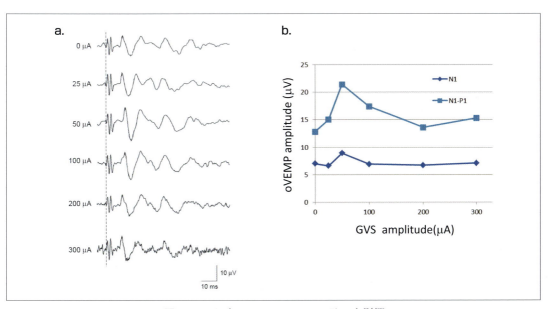

図 3. ノイズ GVS が oVEMP に及ぼす影響
a：58 歳，健常女性のノイズ GVS 刺激下の oVEMP 波形．50 mA までは振幅が増大し，それ以上の強さでは，振幅は減少する．
b：同一患者におけるノイズ GVS の刺激強度と oVEMP の N1，N1-P1 振幅の関係
（文献 7 より転載・改変）

（29耳）において，ノイズ GVS は，oVEMP の N1 の振幅を約 71%，N1-P1 の振幅を 44% 増大させた[7]．

oVEMP は，卵形嚢から対側の下斜筋に至る前庭動眼反射の機能を反映する．したがって，上記の結果はノイズ GVS が前庭動眼反射の機能を底上げすることを示唆する．

他にも，ノイズ GVS が健常者の前庭脊髄反射を促進するという報告[8]や，健常者および両側前庭障害患者の頭部の動きに対する感受性（前庭感覚）を促進するという報告[9]があることから，ノイズ GVS は末梢前庭機能を底上げするものと考えられる．

一方で，ノイズ GVS が脳の活動性に及ぼす影響を functional MRI で調べた研究では，前庭系の皮質のみならず，島（insula）や弁蓋（operculum）などを含む脳の様々な部位を活性化することが判明していることから[10]，ノイズ GVS が体平衡を改善するメカニズムについては，末梢前庭以外の部位の活動性の変化の関与も否定できない．

ノイズ GVS の作用についての基礎研究

ノイズ GVS が脳幹や大脳の神経に及ぼす影響について，動物実験による検討もなされている．

マウスの脳幹のスライス標本を用いた *in vitro* の検討では，ノイズ GVS は，前庭神経核の一部のニューロン（Type A と Type B）において，その発火特性を変化させることが報告されている[11]．

in vivo の検討としては，ノイズ GVS は，一側迷路破壊後のマウスの前庭代償を促進すること[12]や，両側迷路破壊後のラットの歩行機能や空間認知機能を部分的に改善させる効果を有することが報告されている[13][14]．また，両側迷路破壊によって生じる脳の活動性の変化が，ノイズ GVS によって，一部正常化させる効果を有することも併せて報告されている[13]．

他にも，ノイズ GVS は，パーキンソン病のモデルマウスにおいて，黒質のニューロンの GABA の放出を促進し，歩行機能を改善させる作用がある

こと[15]や認知症モデルマウスにおいて，空間記憶を向上させる効果を有することが報告されている[16]．

ノイズ GVS の長期刺激と持ち越し効果

ノイズ GVS の長期刺激が体平衡に及ぼす影響について検討する目的で，健常成人 30 人を対象として，30 分間と 3 時間のノイズ GVS 刺激を行い，刺激終了後それぞれ 4 時間まで，重心動揺計にて体平衡の計測を行った（図 4）[17]．ノイズ GVS は，30 分刺激，3 時間刺激のいずれにおいても刺激終了後に有意な重心動揺改善効果を認めた．また，いずれの刺激においても，刺激終了後にも重心動揺改善が持続する持ち越し効果を認め，30 分刺激では少なくとも 3 時間，3 時間刺激では少なくとも 2 時間の持続を認めた（図 4-b）．

両側前庭障害患者 13 人においても，30 分間のノイズ GVS 刺激を行い，その持ち越し効果の有無について検討を行った[18]．重心動揺のパラメータのうち，動揺速度については，健常者と同様に，刺激終了後 3 時間にわたって有意な体平衡機能の改善が認められたものの，外周面積と実効値に関しては，有意な改善は認められなかった（図 5）．

その後の解析で，ノイズ GVS のバランス改善効果は，刺激前の状態において，より体平衡障害の強い症例で大きいことが判明している[19]．実際のところ，両側前庭障害患者の中には，体平衡障害の少ない例も含まれており，結果にばらつきが多かったことも，動揺速度以外のパラメータで有意な改善を認めなかった原因と推察された．

いずれにしても，これらの結果は，ノイズ GVS の長期刺激は，刺激中のみならず，刺激終了後少なくとも数時間にわたって体平衡機能を改善する，持ち越し効果を有することを示唆するものである．ノイズ GVS は確率共振現象によって末梢前庭機能の底上げを行うのみならず，小脳や脳幹（特に前庭神経核）などの中枢神経系にも作用を及ぼして，何らかの可塑的変化を生じさせることによって持ち越し効果を生じさせるものと考えられる．

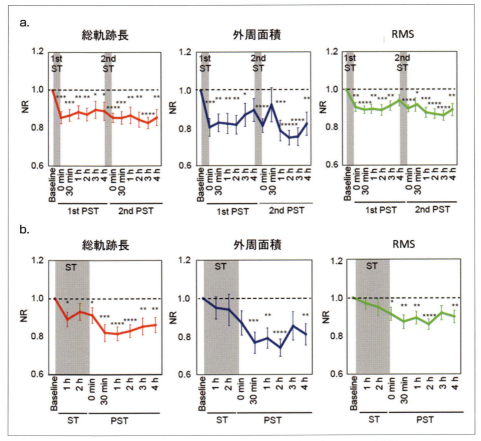

図 4. ノイズ GVS の長期刺激が健常者の体平衡に及ぼす影響

a：30 分間刺激の効果．ノイズ GVS 30 分の後，刺激終了直後から刺激終了後 4 時間まで重心動揺の計測を行い，その後，再度 30 分刺激を行い，刺激終了後 4 時間まで重心動揺の計測を行った．1 回目の 30 分刺激では，少なくとも刺激終了後 3 時間までは重心動揺の改善が持続した．2 回目の 30 分刺激では，わずかながら重心動揺のさらなる改善を認めた．

b：3 時間刺激の効果．3 時間刺激の群では，ノイズ GVS 3 時間の刺激中および刺激終了後 4 時間まで重心動揺の計測を行った．3 時間刺激では，少なくとも刺激終了後 2 時間まで重心動揺の改善が持続した．

（文献 17 より転載・改変）

1st ST：1 回目刺激，2nd ST：2 回目刺激，ST：刺激，1st PST：1 回目刺激終了後，2nd PST：2 回目刺激終了後，PST：刺激終了後

＊：$P<0.05$，＊＊：$P<0.01$，＊＊＊：$P<0.001$，＊＊＊＊：$P<0.0001$

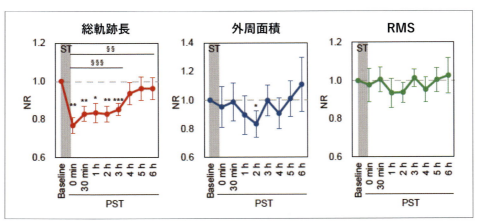

図 5. ノイズ GVS の長期刺激が両側前庭障害患者の体平衡に及ぼす影響

両側前庭障害患者 13 人を対象とし，最適刺激の検討の後，ノイズ GVS を 30 分間与えて，刺激終了後 6 時間まで重心動揺計による計測を行った．総軌跡長では，刺激終了後 3 時間まで有意な体平衡の改善を認めたが，外周面積，RMS 値では有意な改善を認めなかった．

（文献 18 より転載・改変）

ノイズ GVS の長期刺激による体平衡機能の改善の持ち越し効果については，否定的な報告もなされている．Nooristani らは，30 分間のノイズ GVS とプラセボ刺激との刺激後の重心動揺の改善効果には有意差が認められず，単なる重心動揺検査の学習効果にすぎない，と報告している[20]．また，Keywan らは，30 分間のノイズ GVS による前庭感覚の亢進について検討し，刺激中には亢進がみられものの，刺激終了後には消失することから，ノイズ GVS には持ち越し効果がないとする報告をしている[21]．ノイズ GVS の長期刺激による持ち越し効果の有無については，さらなる検討が必要である．

ノイズ GVS の前庭リハビリテーションへの応用

ノイズ GVS が両側前庭障害患者に対する前庭リハビリテーションの効果を増強するかどうかについても検討がなされている．Eder らは，23 人の両側前庭障害患者に対して，ノイズ GVS 下に 30 分間の前庭リハビリテーションを週に 3 回，2 週間にわたって行い，体平衡機能の改善効果について，刺激なしの群（コントロール群）と比較検討を行っている[22]．ノイズ GVS を受けた群とコントロール群のいずれにおいても，体平衡機能の有意な改善を認めたものの，両群間に有意差はみられなかったことから，ノイズ GVS には，前庭リハビリテーションの効果を増強する作用はないと結論している．したがって，ノイズ GVS は前庭リハビリテーション中に使用するよりも，日常生活における体平衡機能改善に用いるのに適していると考えられる．

ノイズ GVS の展望

ノイズ GVS は，微弱な電流により末梢前庭機能を底上げすることによって，体平衡を改善する機器であり，有効な治療のない両側前庭障害の治療機器となる可能性を有している．しかしながら，ノイズ GVS の短期刺激については，その効果についてコンセンサスが得られているが，長期刺激の効果については，議論が定まっていない．また，前庭リハビリテーションとの相乗効果については，否定的な報告がなされていることから，その使用にあたっては，リハビリテーション中よりも，日常生活においてバランス改善，転倒予防などを目的に使用することが考えられる．ノイズ GVS を今後実用化するためには，さらなる臨床研究と工夫が必要である．

文 献

1) 岩﨑真一：両側前庭障害に対する新規治療．耳鼻臨床，**113**：335-344，2020.

2) Yamamoto Y, Struzik ZR, Soma R, et al：Noisy vestibular stimulation improves autonomic and motor responsiveness in central neurodegenerative disorders. Ann Neurol, **58**：175-181, 2005.

3) Iwasaki S, Yamamoto Y, Togo F, et al：Noisy vestibular stimulation improves body balance in bilateral vestibulopathy. Neurology, **82**：969-975, 2014.

4) Iwasaki S, Fujimoto C, Egami N, et al：Noisy vestibular stimulation increases gait speed in normals and in bilateral vestibulopathy. Brain Stimul, **11**：709-715, 2018.

5) Inukai Y, Otsuru N, Masaki M, et al：Effect of noisy galvanic vestibular stimulation on center of pressure sway of standing posture. Brain Stimul, **11**：85-93, 2018.

6) Wuehr M, Nusser E, Decker J, et al：Noisy vestibular stimulation improves dynamic walking stability in bilateral vestibulopathy. Neurology, **86**：2196-2202, 2016.

7) Iwasaki S, Karino S, Kamogashira T, et al：Effect of noisy galvanic vestibular stimulation on ocular vestibular-evoked myogenic potentials to bone-conducted vibration. Front Neurol, **8**：26, 2017.

8) Wuehr M, Boerner JC, Pradhan C, et al：Stochastic resonance in the human vestibular system-Noise-induced facilitation of vestibulospinal reflexes. Brain Stimul, **11**：261-263, 2018.

9) Wuehr M, Eder J, Keywan A, et al：Noisy gal-

vanic vestibular stimulation improves vestibular perception in bilateral vestibulopathy. J Neurol, **270**：938-943, 2023.

10) Mitsutake T, Sakamoto M, Horikawa E：Comparing activated brain regions between noisy and conventional galvanic vestibular stimulation using functional magnetic resonance imaging. Neuroreport, **32**：583-587, 2021.

11) Stefani SP, Pastras CJ, Serrador JM, et al：Stochastic and sinusoidal electrical stimuli increase the irregularity and gain of Type A and B medial vestibular nucleus, in vitro. Neurosci Res, **99**：3066-3083, 2021.

12) Nam GS, Nuyen TT, Kang JJ, et al：Effects of galvanic vestibular stimulation on vestibular compensation in unilaterally labyrinthectomized mice. Front Neurol, **12**：736849, 2021.

13) Wuehr M, Eilles E, Linder M, et al：Repetitive low-intensity vestibular noise stimulation partly reverses behavioral and brain activity changes following bilateral vestibular loss in rats. Biomolecules, **13**：1580, 2023.

14) Nguyen TT, Nam GS, Han GC, et al：The effect of galvanic vestibular stimulation on visuospatial in an incomplete bilateral vestibular deafferentation mouse model. Front Neurol, **13**：857736, 2022.

15) Samoudi G, Nissbrandt H, Duita MB, et al：Noisy galvanic vestibular stimulation promotes GAVA release in the substantia nigra and improves locomotion in hemiparkinsonian rats. PLoS One, **7**：e29308, 2012.

16) Ghahraman MA, Zahmatkesh M, Pourbakuhut A, et al：Noisy galvanic vestibular stimulation enhances spatial memory in cognitive impairment-induced by intracerebroventrivcular-

streptozotocin administration. Physiol Behav, **157**：217-224, 2016.

17) Fujimoto C, Yamamoto Y, Kamogashira T, et al：Noisy galvanic vestibular stimulation induces a sustained improvement in body balance in elderly adults. Sci Rep, **6**：37575, 2016.
Summary 健常者を対象にノイズ GVS の長期刺激が体平衡に及ぼす効果について検討した論文．30分，3時間で刺激を行い，ノイズ GVS には，刺激中のみならず，刺激終了後も体平衡を改善する効果があることを示した．

18) Fujimoto C, Egami N, Kawahara T, et al：Noisy galvanic vestibular stimulation sustainably improves posture in bilateral vestibulopathy. Front Neurol, **9**：900, 2018.

19) Fujimoto C, Kinoshita M, Kamogashira T, et al：Noisy galvanic vestibular stimulation has a greater ameliorating effect on posture in unstable subjects：a feasibility study. Sci Rep, **9**：17189, 2019.

20) Nooristani M, Maheu M, Houde MS, et al：Questioning the lasting effect of galvanic vestibular stimulation on postural control. PLoS One, **14**：30224619, 2019.

21) Keywan A, Badarna H, Jahn K, et al：No evidence of after-effects of noisy galvanic vestibular stimulation on motion perception. Sci Rep, **10**：2545, 2020.

22) Eder J, Kellerer S, Amberger T, et al：Combining vestibular rehabilitation with noisy galvanic vestibular stimulation for treatment of bilateral vestibulopathy. J Neurol, **269**：5731-5737, 2022.
Summary 両側前庭障害患者を対象にノイズ GVS が前庭リハビリテーションの効果を促進する作用があるかどうかについて検討した論文．

好評

よくわかる 耳管開放症
―診断から耳管ピン手術まで―

著者 小林俊光　池田怜吉 ほか

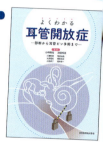

2022年5月発行　B5判　284頁　定価8,250円（本体7,500円＋税）

耳管開放症とは何か…病態や症状、検査、診断に留まらず、耳管の構造、動物差まで、現在までに行われている本症の研究の全てと世界初の耳管開放症治療機器「耳管ピン」の手術やその他治療法についても紹介し、耳管開放症を網羅した本書。研究の歴史や機器開発の過程なども余すところなく掲載し、物語としても楽しめる内容です。目の前の患者が耳管開放症なのか、そして治療が必要な症状なのか、診療所での鑑別のためにぜひお役立てください。

目次

Ⅰ. 耳管閉鎖障害とは？
1) 耳管閉鎖障害の分類
2) 耳管閉鎖障害における自声強聴の苦痛

Ⅱ. 耳管の動物差
1) 耳管開放の観点から；in vivo での計測結果を含めて

Ⅲ. 耳管閉鎖障害の疫学
1) 一般人口における耳管開放症の頻度
2) 東北大学における耳管開放症の外来統計
3) 開業医における耳管閉鎖障害の頻度
4) 「耳管開放症・耳管閉鎖不全の診療の実態ならびに耳鼻科医の意識」に関する全国アンケート調査

Ⅳ. 耳管開放症の診断法
1) はじめに
2) 問 診
3) 鼓膜所見
4) オトスコープによる患者発声の外耳道からの聴取
5) 耳管機能検査装置を用いた検査
6) 内視鏡的診断法
7) 新しい音響学的診断法の考案と臨床応用
8) 耳管の新しい画像診断法

Ⅴ. 耳管開放症の症状に関する研究
1) はじめに
2) 自声強聴に関する研究
3) 耳管開放症の症状としての鼻声についての研究

Ⅵ. 耳管開放症の原因
1) はじめに
2) 体重減少に伴う耳管開放症
3) 妊娠と耳管開放症
4) 成長ホルモン欠乏と耳管開放症
5) 低血圧と耳管開放症
6) 透析・脱水と関連した耳管開放症
7) シェーグレン症候群と耳管開放症
8) 上顎前方延長術に伴う耳管開放症
9) 顔面外傷に伴う耳管開放症
10) 三叉神経障害による耳管開放症
11) 上咽頭がんに対する放射線療法後の耳管開放症
12) 急性中耳炎後に一過性に発症した耳管開放症

Ⅶ. 体位変化と耳管開放症
1) はじめに
2) 体位変化に伴う耳管機能変化-ヒトにおける計測-
3) 体位変化に伴う耳管機能の変化-動物実験-
4) 体位変化および頸部圧迫時の耳管の変化（内視鏡所見）
5) 体位変化の耳管および周囲構造への影響（画像解析）

Ⅷ. 鼻すすり型耳管開放症
1) はじめに
2) "鼻すすりロック" による耳管開放症状の軽減
3) 鼻すすり型耳管開放症が引き起こす中耳病変
4) 鼻すすり型耳管開放症の取り扱い
5) 鼻すすり型耳管開放症と真珠腫
6) 鼻すすりロック時の耳管咽頭口所見
7) 耳管の鼻すすりロック現象
   -CT, MRI による観察-
8) 鼻すすりによる耳管の変形
   -有限要素モデルを用いた解析-

Ⅸ. 耳管開放症の隠蔽（masked patulous Eustachian tube）
1) はじめに
2) 鼓膜形成術後に顕在化した耳管開放症
3) 耳硬化症に合併した隠蔽性耳管開放症
4) 真珠腫における隠蔽性耳管開放症

Ⅹ. 耳管開放症診断基準
1) 耳管開放症診断基準案 2016
2) 耳管開放症診断基準に則った診断の実際
3) 耳管開放症確実例における自覚症状と検査陽性率

Ⅺ. 耳管閉鎖障害の治療
1) 総説-本邦および世界における耳管閉鎖障害治療の現況
2) 我々の治療方針
（生活指導／生理食塩水点鼻療法／ルゴールジェル注入療法／鼓膜への操作による治療／耳管ピンによる治療）

文献
付録（問診表・PHI-10）
索引

全日本病院出版会　〒113-0033　東京都文京区本郷 3-16-4　Tel:03-5689-5989
www.zenniti.com　　　　　　　　　　　　　　Fax:03-5689-8030

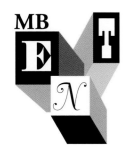

◆特集・実践！めまいに効く前庭リハビリテーション

小脳への反復経頭蓋磁気刺激による平衡障害の治療

城倉　健*

Abstract 延髄外側梗塞後慢性めまいは，延髄外側梗塞後にめまい平衡障害が長期間遷延したり，逆に時間とともに悪化したりする後遺障害である．こうしためまいの慢性化は，梗塞による前庭神経核（前庭眼反射）の直接障害ではなく，むしろ前庭神経核が小脳から脱抑制され，病的機能亢進状態に陥ることで生じる．一方，ocular flutter や opsoclonus は，室頂核が小脳から脱抑制され，眼球運動系を過剰駆動してしまうことで平衡障害をきたす．いずれも"深部神経核の小脳からの脱抑制"という病態は共通しており，理論的には，原因となった深部神経核の，小脳による再制御が得られれば治療が可能である．我々はこうした病態に対し，反復経頭蓋磁気刺激を用いて小脳を賦活し，深部神経核の再制御を図る治療法を開発した．この治療戦略はまだ開発途上ではあるが，病態に即しためまいの特異的治療法といえよう．

Key words 延髄外側梗塞（lateral medullary infarction），前庭神経核（vestibular nucleus），脱抑制（disinhibition），小脳反復経頭蓋磁気刺激（cerebellar repetitive transcranial magnetic stimulation），ocular flutter，オプソクローヌス（opsoclonus）

はじめに

めまいに対する治療は，めまいの原疾患の治療とめまいという症状に対する治療に分けられる．原疾患の治療は，末梢性めまいであれば，良性発作性頭位めまい症に対する耳石置換療法などが，また中枢性めまいであれば，脳幹や小脳などの動脈閉塞に対する血栓回収療法などが該当し，治療がうまくいけばめまいも改善する．

めまい症状は不快で日常生活を阻害するため，原疾患が何であれ，症状に対する治療も必要である．しかしながら，めまいという症状を特異的に十分軽減できる薬物は存在しない．したがって，急性発症しためまいに対する対症療法は，めまいに伴う悪心や嘔吐，不安などを押さえるための制吐薬や抗不安薬が中心となる．

めまいが慢性化した場合には，こうした対症療法を漫然と継続するのは得策ではない．慢性化しためまいに対しては，慢性化の病態に応じた治療法を工夫する必要がある．たとえば，末梢前庭機能低下に対する感覚代行の工夫や電気刺激による感度上昇の工夫などは，そうした治療法の一つといえる．中枢性めまいでも，めまいが慢性化した場合には，病態に応じた治療が求められる．しかしながら，慢性化した中枢性めまいに対する病態に基づいた特異的な治療法は，今日においてもまだほとんど存在しない．

反復経頭蓋磁気刺激

経頭蓋磁気刺激は，頭部表面に置いたコイルにパルス電流を流して電磁場を生じさせ，コイル直下の脳実質に渦電流を起こして神経組織を刺激するものである．これを連続的に反復したものが反復経頭蓋磁気刺激（repetitive transcranial magnetic stimulation：rTMS）であり，低頻度（1 Hz 以

---

* Johkura Ken, 〒235-0012 神奈川県横浜市磯子区滝頭 1-2-1　横浜市立脳卒中・神経脊椎センター，副病院長

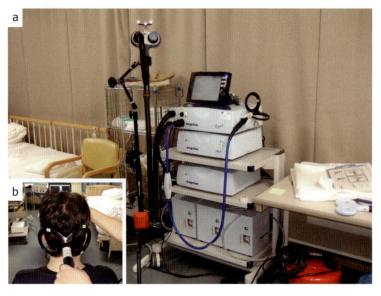

図 1.
反復経頭蓋磁気刺激に用いる装置
　a：刺激発生装置(Magstim Rapid[2])
　b：小脳刺激に用いるダブルコーンコイル

下)で刺激すれば抑制性に，高頻度(5 Hz以上)で刺激すれば興奮性に作用する．さらに近年では，こうした規則的な刺激(conventional rTMS)に加え，より刺激効果が高い特殊な刺激パターンのrTMS(patterned rTMS)も開発されている．rTMSの効果は刺激時間を超えて持続するため(after-effect)，治療に応用することができる．こうしたafter-effectには，シナプスの可塑性(long-term depressionやlong-term potentiationなどのシナプス効率の変化の誘導)が関与していると考えられている．ちなみに我々が用いている間欠性theta burst stimulation(iTBS)は，50 Hzの三連発刺激を5 Hzで2秒間行い，これを10秒間隔で20回繰り返す(計600発刺激)もので，conventional rTMSよりも短時間で強い刺激効果が得られる．

　rTMSは既にリハビリ領域では広く利用されており，たとえば脳血管障害による片麻痺患者に対しては，患側運動野の興奮刺激や，健側運動野への抑制刺激(片麻痺では健側半球が患側半球を過剰に抑制しているため，この健側からの抑制を軽減する)が行われる[1]．一方我々は，慢性の難治性中枢性めまいに，小脳からの脱抑制で生じているものがあることに注目し，このrTMSを用いて小脳を賦活する新たなめまい治療法を開発した(図1)．

延髄外側梗塞後慢性めまい

1．延髄外側梗塞後慢性めまいの病態

　延髄外側梗塞は，椎骨動脈あるいはその分枝である後下小脳動脈の閉塞により生じる．延髄には前庭神経核があるため，めまいは，嚥下障害や嗄声，感覚障害などとともに，延髄外側梗塞急性期ではしばしばみられる症状である[2]．延髄外側梗塞により前庭神経核(前庭眼反射)が直接障害されると，末梢前庭障害と同様に眼球は患側に偏倚し，健側向きの自発眼振が生じる(図2-a)[3]．

　延髄外側梗塞では，患側向き眼振も出現する．延髄外側梗塞の患側向き眼振は，頭部を用手的に左右に繰り返し回旋(頭振り)させると顕著になることが多い(図2-b)．健側向き眼振が梗塞による前庭神経核(前庭眼反射)の直接障害を反映しているのに対し[3]，患側向き眼振は小脳からの抑制線維障害による前庭神経核の脱抑制(頭振り後に出現する場合には前庭眼反射の速度蓄積機構の脱抑制が強く関与)を反映している(表1)[4]．延髄外側梗塞では，こうした眼振の観察により，比較的容易にめまいの病態を把握することが可能である．

　延髄外側梗塞によるめまいや眼振は，通常は他の神経症状と並行して時間とともに軽減していく．しかしながら，一部の延髄外側梗塞患者では，めまいが慢性期まで遷延したり[2]，逆に時間とともに悪化したりすることがある[5,6]．こうした一部

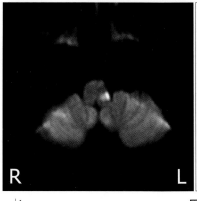
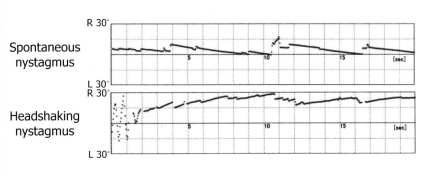

図 2. 延髄外側梗塞急性期にみられる様々な眼振
a：左延髄外側梗塞の 49 歳男性の脳 MRI 拡散強調画像
b：ビデオ眼振図記録から，自発眼振は健側（右）向き，頭振り眼振は患側（左）向きに出現していることが確認できる．
（文献 5 より抜粋）

の延髄外側梗塞患者でみられるめまい慢性化の機序については，これまで全くわかっていなかった．

2．延髄外側梗塞におけるめまい慢性化のメカニズム

我々は，延髄外側梗塞でめまいが遷延する機序を知るために，発症からの経過時間が様々な 18 例の延髄外側梗塞患者を対象とし，めまいがある群（n＝12）とない群（n＝6）に分けて，眼振の特徴を比較してみた[5]．すると，発症から 2 か月以内の患者では，めまい群も非めまい群も，状況に応じて様々な眼振（健側向き自発眼振や患側向き頭振り眼振など）が出現し（図 2），顕著な差はみられなかった．しかしながら，発症から 3 か月以上経過した患者では，めまい群が全例，あらゆる状況で一貫して眼振が患側向きに出現していたのに対し（図 3），非めまい群ではむしろ健側向き眼振が目立っていることが判明した[5]．速度蓄積機構まで含めた前庭眼反射機能を，高周波数の振子様回転刺激検査で評価してみると，めまい群では患側前庭眼反射の利得が有意に亢進（脱抑制）していることも確認できた（表 2）．ちなみに我々の検討では，随伴する感覚障害の分布や MRI で測定した梗塞面積には，両群で有意な差はなかった．

この観察結果から，急性期の延髄外側梗塞患者では，前庭神経核の直接障害と脱抑制が同時に生じていることが窺える．一方，慢性期までめまいが遷延している患者は，様々な状況（自発眼振，頭

表 1．延髄外側梗塞でみられる眼振の機序

眼振	機序
健側向き眼振 →	前庭神経核（前庭眼反射）の直接障害
患側向き眼振* →	前庭神経核（前庭眼反射）の小脳からの脱抑制

*頭振り後に出現する場合には速度蓄積機構が強く関与

振り眼振，頭位眼振）で眼振が一貫して患側向きに出現していたことから，患側前庭神経核が小脳から脱抑制し，機能が病的に亢進している状態と考えられた．振子様回転刺激検査での前庭機能評価の結果も，こうした眼振の観察結果に矛盾しない．めまいが遷延せず，他の神経症状と同様に軽快した患者では，前庭神経核の脱抑制は目立たず，むしろ前庭神経核の直接障害を示す眼振がみられることが多かった．したがって，我々の検討から，延髄外側梗塞におけるめまい慢性化の機序は，梗塞による前庭神経核の機能低下ではなく，逆に脱抑制による前庭神経核（速度蓄積機構を含む前庭眼反射）の病的機能亢進であることが判明した（図 4-a）[5]．めまいの遷延とともに前庭神経核の直接障害を示す他の眼振がみられなくなっていくことは，脱抑制による病的亢進が時間とともに進行し，直接障害を凌駕していくことを示唆しているのかもしれない．こうした「中枢脱抑制」という機序は，視床痛などの一部の脳卒中後の慢性疼痛などにもみられる「慢性化」の共通した特徴ともいえる．追加の前向き観察研究では，我々の

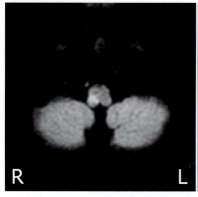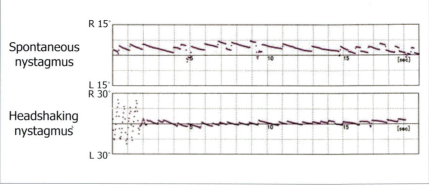

図 3. めまいが後遺症となって遷延している慢性期延髄外側梗塞でみられる眼振　a|b
　a：右延髄外側梗塞の慢性期でめまいが後遺症として残存している 45 歳男性の，急性期に
　　撮像した脳 MRI 拡散強調画像
　b：発症から 1 年以上経過した時点でのビデオ眼振図記録．自発眼振，頭振り眼振はいずれ
　　も患側（右）向きに出現している．
（文献 5 より抜粋）

表 2. 前庭機能検査の比較

前庭機能検査	めまい群 (n=12)	非めまい群 (n=6)	p 値**
VOR 利得*比（患側／健側）	2.04（1.07）	1.32（0.45）	0.03

平均値（標準偏差）で表示
VOR＝前庭眼反射
*0.6 Hz/60°/30 sec 振子様回転刺激での利得
**Mann-Whitney U test

（文献 4 より抜粋）

施設に入院した新規延髄外側梗塞のうち，およそ 25％でめまいが急性期を過ぎてから悪化した．そして，悪化時に出現する眼振は，今回提示した研究と同様に，自発眼振，頭振り眼振，頭位眼振とも患側向きであった．

延髄外側梗塞後慢性めまいの病態が前庭神経核の小脳からの脱抑制であれば，理論的には小脳を賦活し，前庭神経核を再制御すれば，めまいが治療できることになる．そこで我々は，小脳賦活の方法として rTMS を選択し，小脳 rTMS により前庭神経核を再制御する治療法を開発することにし

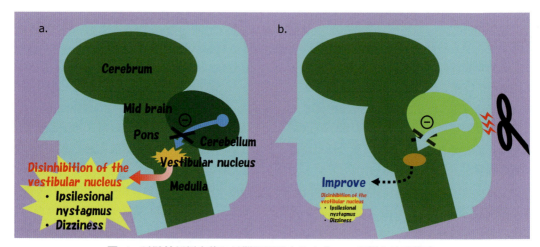

図 4. 延髄外側梗塞後に長期間遷延するめまいの病態と治療戦略
　a：延髄外側梗塞後慢性めまいの病態．遷延するめまいは前庭神経核の直接障害
　　ではなく小脳からの脱抑制で生じている．
　b：延髄外側梗塞後慢性めまいに対する治療戦略．小脳を賦活して前庭神経核を
　　再制御すればめまいを軽減することができる．

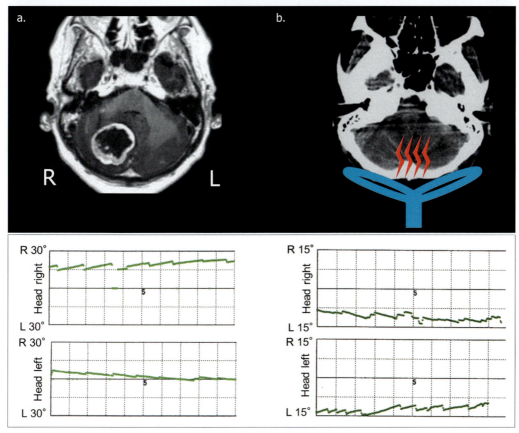

図 5. 小脳の障害と賦活で出現する眼振
a：小脳が障害された場合に出現する頭位眼振．腫瘍などにより小脳が障害されると，方向交代性背地性眼振（右下頭位で左向き，左下頭位で右向きに出現する眼振）が出現する．ちなみに提示患者は転移性脳腫瘍により方向交代性背地性眼振が出現している．
b：小脳が賦活された場合に出現する頭位眼振．小脳への反復経頭蓋磁気刺激後に，方向交代性向地性眼振（右下頭位で右向き，左下頭位で左向きに出現する眼振）が出現することが確認できた．小脳障害と逆の眼振であり，小脳が賦活されたことを示している．

た（図 4-b）．

3．小脳 rTMS の健常人に対する作用

小脳 rTMS を実際の延髄外側梗塞後慢性めまい患者に適用する前に，まず健常人で効果を検証した．ダブルコーンコイルを用い，小脳を様々な刺激パターンで磁気刺激したところ（Magstim Rapid[2]），iTBS を用いれば，方向交代性向地性眼振が誘発され，前庭眼反射利得（絶対値）が低下することが判明した[6]．方向交代性向地性眼振は，小脳障害の際に出現する方向交代性背地性眼振[7]と反対の眼振であり（図 5），小脳をうまく賦活できたことを示唆している．また，前庭眼反射は小脳により抑制されているため，利得低下は同様に小脳賦活を反映している[7]．なお，通常の低頻度刺激（1 Hz stimulation）や高頻度刺激（5 Hz stimulation）では，刺激効果が弱いせいか眼振の誘発や前庭眼反射の利得変化は得られず，項部の筋のみを刺激する sham 刺激でも変化は生じなかった．そこで我々は，小脳 rTMS の刺激パターンとして iTBS を選択し，延髄外側梗塞後慢性めまい患者に応用してみることにした．

4．延髄外側梗塞後慢性めまいに対する小脳 rTMS の効果

健常人での検証結果を受けて我々は，発症から 6 か月以上経過しているにもかかわらずめまいが遷延ないし悪化している延髄外側梗塞患者を募集し，ダブルコーンコイルを用いた小脳虫部（外後頭隆起の 2 cm 下方）への iTBS（80％後頭孔運動閾

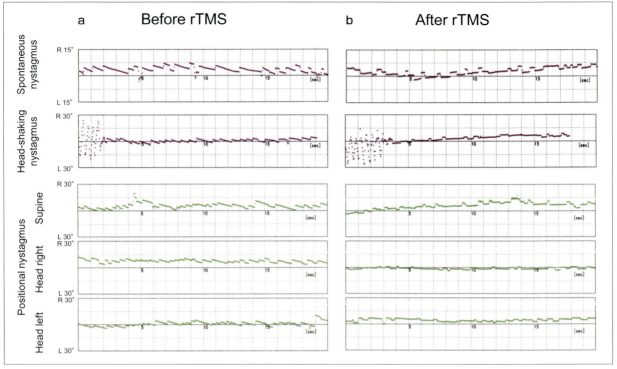

図 6. 小脳への反復経頭蓋磁気刺激の効果：延髄外側梗塞後慢性めまいの眼振の消失
右延髄外側梗塞後にめまいが遷延した患者(右延髄外側梗塞後 2 年以上経過してもめまい眼遷延している 45 歳男性，図 2 と同一症例)のビデオ眼振図記録．患側前庭神経核の脱抑制による病的機能亢進を反映する右向き(患側向き)眼振が，自発，頭振り，頭位検査のいずれの状態でも確認できる(a)．こうした患者に小脳への反復経頭蓋磁気刺激を行うと，めまいの改善とともに病態を反映する患側向き眼振も消失することが多い(b)．
rTMS：repetitive transcranial magnetic stimulation
(文献 6 より抜粋)

値，600 発×5 日間)を施行して，効果を自覚症状(dizziness handicap inventory：DHI)および病態を反映する神経所見(患側向き眼振ビデオ眼振図記録)や生理学的検査所見(0.6 Hz/60°/30 sec 振子様回転刺激での前庭眼反射の利得)，機能画像検査所見(小脳の脳血流 SPECT)により評価した[6]．するといずれの指標でも，小脳 rTMS は延髄外側梗塞後慢性めまいに対して有効であることが確認できた(図 6，7)．

延髄外側梗塞後慢性めまいに対する小脳 rTMS は，眼振から推測した病態をもとに特異的な治療戦略を立て，健常人で作用を検証した後に患者に応用し，効果を症状，所見，生理検査，画像検査で確認することに成功した治療法といえるが，半年間経過を追うと，一部の患者で，自覚症状も検査所見も数か月後に徐々に元に戻る傾向がみられた(図 7)．そこで我々は，数か月ごとに小脳 rTMS を繰り返し，効果を検証する検討も行い，小脳 rTMS がその都度有効であることも確認した[6]．延髄外側梗塞後慢性めまいへの小脳 rTMS 治療は，顔面痙攣に対するボツリヌス毒素治療のように，定期的に繰り返し施行することも念頭に置く必要があるのかもしれない．

小脳 rTMS 治療の他疾患への応用

小脳脚に生じた出血や梗塞も，延髄外側梗塞後慢性めまいと同様に患側前庭神経核の脱抑制をきたす．延髄外側梗塞に比べると，病的な前庭機能亢進に陥る頻度は低いが，めまいが遷延する場合には，病態が類似しているために延髄外側梗塞後慢性めまいと同様に，小脳 rTMS の効果が期待できる．実際我々は，小脳脚に生じた出血や梗塞に

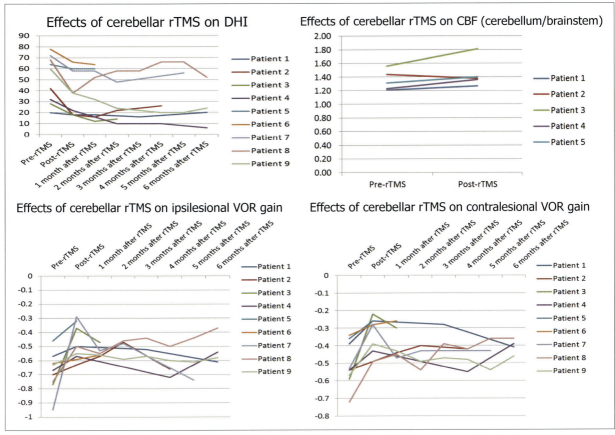

図 7．延髄外側梗塞後慢性めまい患者(n＝9)に対する小脳への反復経頭蓋磁気刺激の効果
小脳への反復経頭蓋磁気刺激を行うと，めまい自覚症状(DHI)の改善とともに，前庭眼反射の利得(絶対値)の低下と小脳血流の相対的上昇が確認できる．ただし，こうした改善効果が持続せず，数か月かけて徐々に元の状態に戻る傾向を示す患者も存在する．
rTMS：repetitive transcranial magnetic stimulation, DHI：dizziness handicap inventory, VOR：vestibulo-ocular reflex, CBF：cerebral blood flow
(文献6より抜粋)

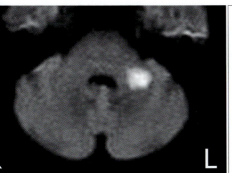
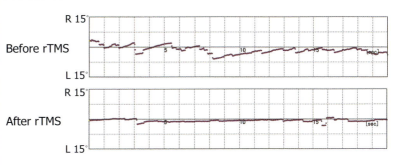

a｜b　**図 8．小脳脚梗塞後遺症の慢性めまいに対する小脳への反復経頭蓋磁気刺激の効果**
小脳脚梗塞でも患側前庭神経核の脱抑制が生じ，一部の患者でめまいは慢性化する．こうした患者に小脳への反復経頭蓋磁気刺激を行うと，めまい自覚症状は軽減し，病態を反映する患側向き眼振も目立たなくなることが多い．
a：左小脳脚梗塞の82歳女性の急性期 MRI 拡散強調画像．慢性期になってもめまいは改善せず，遷延した．
b：めまい後遺症を呈した慢性期のビデオ眼振図記録．めまい後遺症を反映する患側(左)向き眼振は，小脳 rTMS 後に目立たなくなっている．

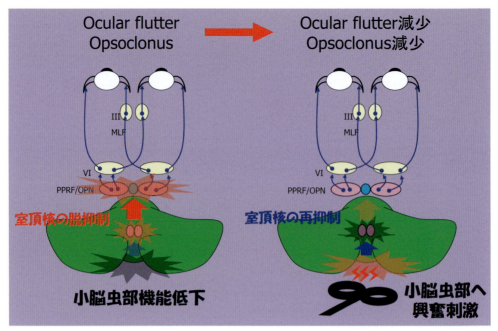

図 9. 難治性の ocular flutter や opsoclonus の病態と小脳への反復経頭蓋磁気刺激による治療のシェーマ
Ⅲ：oculomotor nucleus，Ⅵ：abducens nucleus，MLF：medial longitudinal fasciclus，PPRF：paramedian pontine reticular formation，OPN：omnipause neuron

対し，延髄外側梗塞と同様の治療プロトコールでめまいが軽減できることを確認した（図8）．

しばしば難治性中枢性めまいをきたす opsoclonus や ocular flutter（OC/OF）は，小脳の皮質から小脳深部にある室頂核が脱抑制し，室頂核の機能が亢進して眼球運動系を過剰駆動してしまうことが病態と考えられている（図9）[8]．我々は，OC/OF による難治性めまい患者に対しても rTMS による小脳賦活を試みており，自覚症状の改善や病的眼球運動（OC/OF）の軽減が得られることを確認した[9]．ちなみに室頂核は，発生学的には前庭神経核と同等であり，前庭神経核と同様に小脳 Purkinje 細胞から直接抑制入力を受けている．したがって，小脳 rTMS は，脱抑制した室頂核を再抑制し，OC/OF とそれに伴うめまいを軽減した可能性が高い（図9）．

おわりに

延髄外側梗塞後慢性めまいの治療も OC/OF の慢性めまいの治療も，小脳賦活により脱抑制した深部神経核を再抑制するという点で，治療戦略は共通している．こうした一連のめまい治療は，まだ開発途上ではあるが，病態に即しためまいの特異的治療法といえるものであり，今後の発展が期待できる．

文献

1) Watanabe K, Kudo Y, Sugawara E, et al：Comparative study of ipsilesional and contralesional repetitive transcranial magnetic stimulations for acute infarction. J Neurol Sci, **384**：10-14, 2018.
   Summary 脳卒中による片麻痺患者に対する患側運動野への興奮性 rTMS と健側運動野への抑制性 rTMS の効果の比較をした．
2) Nelles G, Contois KA, Valente SL, et al：Recovery following lateral medullary infarction. Neurology, **50**：1418-1422, 1998.
3) Rambold H, Helmchen C：Spontaneous nystagmus in dorsolateral medullary infarction indicates vestibular semicircular canal imbalance. J Neurol Neurosurg Psychiatry, **76**：88-94, 2005.
4) Choi KD, Oh SY, Park SH, et al：Head-shaking nystagmus in lateral medullary infarction：patterns and possible mechanisms. Neurology, **68**：1337-1344, 2007.

5) Amari K, Kudo Y, Watanabe K, et al：Spontaneous, headshaking, and positional nystagmus in post-lateral medullary infarction dizziness. J Neurol Sci, **368**：249-253, 2016.
Summary 延髄外側梗塞後慢性めまいの病態が，前庭神経核（前庭眼反射）の小脳からの脱抑制であることを示した.

6) Johkura K, Kudo Y, Sugawara E, et al：Effects of cerebellar magnetic stimulation on chronic post-lateral medullary infarction dizziness：A proof-of-principle cohort study. J Neurol Sci, **392**：56-62, 2018.
Summary 小脳 rTMS の前庭系に対する作用（健常人で確認），および延髄外側梗塞後慢性めまいに対する有効性を示した.

7) Johkura K, Kudo Y, Amano Y, et al：Vestibular examinations in apogeotropic positional nystagmus caused by cerebellar tumor. Neurol Sci, **36**：1051-1052, 2015.
Summary 小脳病変で出現する方向交代性背地性眼振が，前庭神経核（耳石器眼反射）の脱抑制で生じることを示した.

8) Wong AM, Musallam S, Tomlinson RD, et al：Opsoclonus in three dimensions：oculographic, neuropathologic and modelling correlates. J Neurol Sci, **189**：71-81, 2001.

9) Kudo Y, Sugawara E, Takahashi K, et al：An attempt to treat ocular flutter and opsoclonus by cerebellar magnetic stimulation. J Neurol Sci, **395**：119-120, 2018.
Summary 室頂核の小脳皮質からの脱抑制で生じる ocular flutter や opsoclonus に対する小脳 rTMS の有効性を示した.

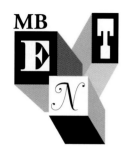

◆特集・実践！めまいに効く前庭リハビリテーション

前庭リハビリテーションの将来展望

山中敏彰*

Abstract 前庭リハビリテーションは，慢性の前庭障害に対する治療の一つとして認識されてきている．しかし，実際には時間やスペース，人員，コスト上などの問題から，広く行われていない現状にある．これからの前庭リハビリテーションには，医療圏や医療資源，環境にかかわらず，広く実施されて効果が最大限に発現することが求められる．そのためには，疾患の病態や重症度に合わせて層別化し効率的に治療を進めていく必要がある．筆者は，動機づけとプレコンディショニングを事前に行ったうえで，3段階から構成される治療プログラムを組み，トレーニングをステップアップさせて段階的に実施する治療戦略を提唱している．クリニックでは第1段階，病院では理学療法士などの介入も考慮しながら第2段階まで行い，それでも難治である場合には医療テクノロジーを用いるトレーニングを第3段階として行うことが勧められる．最終手段に検討される各医療テクノロジーの臨床実装が待たれる．今後，前庭リハビリテーションがオンラインや保険診療などの医療インフラの整備に伴いスタンダード治療として普及していくことが望まれる．

Key words 感覚代行(sensory substitution)，バーチャルリアリティ(virtual reality)，オンライン診療(telemedicine)，めまい(dizziness)，前庭系(vestibular system)，リハビリテーション(rehabilitation)

緒 言

前庭リハビリテーションは，前庭系の機能障害により低下したバランス動作の回復と維持，さらには生活活動の向上をめざした，平衡機能を再獲得するための治療的介入であり，慢性化した前庭障害の病態に対して行われている[1〜3]．遡及すると，1940年代のCawthorne[4]とCooksey[5]の報告に始まり，それ以来，国内外で研究や臨床トライアルが盛んに行われている．近年，エビデンスを求める研究が数多く報告され，質の高いエビデンスの蓄積によるシステマティックレビュー[6]も行われている．米国の耳鼻咽喉科頭頸部外科学会(AAO-HNS)からは，前庭リハビリテーションに対するposition statementが表明され，また米国の理学療法科分野では治療ガイドライン[7]が作成されており，国際的にめまい平衡障害の治療法の一つとして確立されている．最近，日本めまい平衡医学会から「前庭リハビリテーションガイドライン2024年版」[8]が発刊され，治療メカニズムに基づいた訓練方法が紹介されており，本邦においても，前庭リハビリテーションはめまい診療の標準的な治療モダリティとして認識されつつある．しかし，いまだ普及も十分とはいえず，難治化症例への対応，対象症例の拡大，患者の治療アドヒアランス，医療者の時間確保，保険収載といった，いくつかの課題も残されている．これからは，医療圏や医療資源，環境かかわらず，広く実施されて効果が最大限に発現することが求められる．本稿では，前庭リハビリテーションの現況の課題か

* Yamanaka Toshiaki, 〒589-8511 大阪府大阪狭山市大野東377-2 近畿大学医学部耳鼻咽喉・頭頸部外科学，教授

ら今後の展望について述べる.

医療テクノロジーを用いる
前庭リハビリテーション

前庭リハビリテーションは,慢性化しためまい・平衡障害例に対して行われており,その有効性は広く認められている.しかし,なかには効果の全く現れない症例も少なくない.このような難治例では,末梢・中枢平衡系そのものが機能不全に陥っていると考えられ[9],通常の前庭リハビリテーションでは効果発現に限界が生じている.同病態に対してどのようなストラテジーで前庭リハビリテーションを適用していくのかが今後の課題となる.そのため,近年,バーチャルリアリティー[10)11)]やバイオフィードバック,感覚代行技術[9]などの医療工学技術を駆使した新しい観点からのアプローチも報告され,診療ガイドライン[7)8)]でも症例に応じての利用を提案している.

ここでは,医療支援テクノロジーを用いるリハビリテーションについて紹介する.

1．バーチャルリアリティー

平衡障害に対してバーチャルリアリティーを使用するリハビリテーションは,以前より比較的多く試行されており,その有効性についてはシステマティックレビューとしても検討されている[10)11)].統合的にレビューすると,通常の前庭リハビリテーションや薬物治療の上乗せ効果として有意な効果が認められているが,単独使用での有効性に関しては,通常の前庭リハビリテーションと比較して違いがなかったという結果となっている[12].現在のところ,バーチャルリアリティーの明らかな優位性は認められないと結論づけられており,さらに,質の高いエビデンスを求める調査が望まれる.

そもそも,バーチャルリアリティーは限られた位置や角度での体験であり,また構成された映像すべてが「現実ではない」仮想空間なので,実空間における姿勢歩行制御に対してリハビリテーション効果は乏しくなることも想像できる.現実

の空間に,様々な情報を付け加えてみせる augmented reality(拡張現実),さらにそれらを重ね合わせた mixed reality(複合現実)技術を駆使すると,よりリアルな空間でのトレーニングが可能となり有効性が期待される.さらに,これらに GPS を搭載すると,日常の行動にガイダンスできる誘導型のトレーニングが可能となるかもしれない.また,前庭リハビリテーションにおいては完遂率の低いことも課題となっている.これらの技術にゲームの要素を取り入れると,動機づけや作業の効率化がなされ,完遂率を高めることができる可能性がある.

2．感覚代行技術によるバイオフィードバック

バイオフィードバックは,生体内で無意識に起こる生体反応を,認知できる形に表出して身体に知らせることにより,意識的に制御(セルフコントロール)できる能力を獲得する治療概念である.それには,生体現象を検出して別の感覚情報に変換するフィードバック経路を設ける必要があるが,その手段の一つに生体とデバイスを連結するヒューマンマシン・インターフェース(Human-Machine Interface:HMI)を用いる工学的技法がある.この HMI を使って別の感覚信号を代わりに脳に提示して,失われた感覚を生起・増強する感覚代行入力方式のバイオフィードバックの実用化が進んでいる[13)14)].

平衡覚(視覚,体性感覚を含む)に対しても触覚や振動覚,聴覚を代用感覚とする HMI が開発されている.頭部に装着した加速度ジャイロセンサーからの体平衡の情報を符号化して,胴部に振動触覚として伝えるシステム[15)16)]や,2次元方向の直線加速度を感知するセンサーからステレオ音響のピッチとボリュームで体偏倚の方向と程度を知らせる聴覚を利用した方式[17],他にも下顎の振動覚や舌の電気信号を用いて傾き情報を脳へ入力する方法[18)~20)]など,平衡覚を代用感覚で身体へ認知させる試みがなされており,それぞれの代行感覚入力が脳での平衡調節機構に関与する可能性が示唆されている.

しかし，これらのデバイスは日常生活において常時装着するのに支障があり，ウェアラブルとはいえず実用性に乏しいところがある．筆者らの最近の研究（舌電気刺激 HMI を用いたトレーニング）では，治療プログラム（8 週間）が終了した後にも，長期（2 年間）にわたって改善がほぼ維持されることが示されている[21]．デバイスを取り外しても効果がキャリーオーバーすることは，本システムの実用化につながる重要な示唆であり，今後の研究の発展が望まれる[22]．

3．Neuromodulation とロボット補助

電気や磁気刺激を行って，身体の神経活動を可逆的に調整するという概念からなる治療法があり，ニューロモデュレーションと呼ばれている[23]．従来の切除や破壊を主体とした神経外科的手法とは異なり，デバイスなどを用いることにより速やかにオンオフして刺激を調整できることが特徴となっている．実際に，パーキンソン病やてんかん，振戦，疼痛などにすでに応用されている．別稿にもあるように，慢性のめまい平衡障害に対しても試みがある．耳後部へのノイズ様電気刺激を行って前庭系を活性化し，両側前庭障害のめまいと重心動揺を改善させること[24]や小脳への反復性経頭蓋磁気刺激により小脳の抑制機能を賦活させて，延髄外側梗塞後の慢性めまい症例においてめまいや眼振を軽減すること[25]が示されている．平衡情報をフィードバックして刺激条件を適正化できる自動システムが開発されれば前庭リハビリテーションとしての効果の増大が期待できるものと思われる．電気や磁気刺激を用いて，平衡系の神経機能をモデュレーションする手法のさらなる発展が待たれる．

さらに近年，ロボット技術を医療や介護の領域で有効活用することが試みられている．脳卒中や脊髄損傷における上肢機能障害や歩行障害に対しては医療機器としてもすでに用いられており，これらはロボットリハビリテーションとして注目されている[26]．現在のところ，運動出力に対する電気刺激やパワーアシストすることが主流となっているが，前庭覚や視覚，固有知覚などの感覚入力に連動する制御システムを搭載するロボットが開発されれば，前庭リハビリテーションへ応用できる可能性がある．

オンライン診療

遠隔医療は，オンライン診療の保険適用（2018 年）以来，基盤化が進んできており，近年の COVID-19 のパンデミックの影響もあってますます重要視されている[27]．最近，耳鼻咽喉科疾患のオンライン診療に関する手引きが公表されているが[28]，なかでも，めまい疾患では，めまい症状や悪心，嘔吐，さらにはよろめきや歩行困難を有することから，実際に通院困難となることが少なくなく，オンライン診療が有益な役割を果たすことに期待が寄せられている[29]．原則的に急性期ではなく，慢性期あるいは安定期に入っためまい症例が適応対象となっている[30]ことや，また薬物処方に制限があり手術も実質不可能であることから，なかでも前庭リハビリテーションはオンライン診療に適しためまいの治療選択と考えられる．これまでもオンラインを用いる前庭リハビリテーションは試みられており，エビデンスレベルの高い報告もある[31]~[33]．一つの無作為化比較試験[32]では，前庭障害が疑われるめまい疾患においてインターネットを用いた視線を安定させるための頭部運動訓練が通常治療と比較して，治療 6 か月後に有意に改善する結果が示されている．また他方の報告では，同じ病態の対象に対して，対面診療を追加してもオンラインによる前庭リハビリテーションの効果に有意差がなく[31]，高い費用対効果を有することも示されている[33]．このことから，前庭リハビリテーションはオンラインベースでも有益性の高いことが示唆される．

図 1 に前庭リハビリテーションのオンライン診療のアルゴリズム例を示す[34]．めまいに関する問診から始まり，続いてウェアラブルデバイスやアプリを用いる平衡機能検査[35]の評価から診断を行い，オンライン上で可能な前庭リハビリテーショ

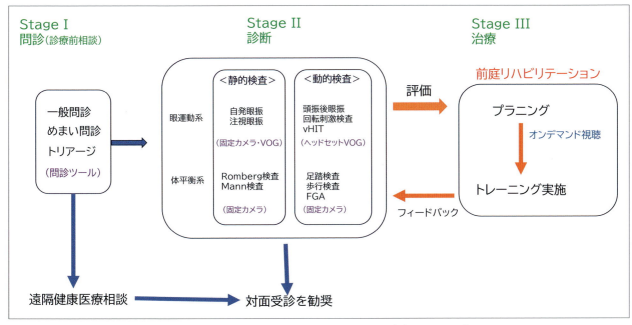

図 1. 前庭リハビリテーションのオンライン診療アルゴリズム

ンの治療プログラムを立てて実施する．現地に医療スタッフがいれば，より安全に確実に行うことができる．もちろん，医学的判断が困難となる場合には対面診療や他科への受診勧奨を行う．また，めまいや前庭リハビリテーションに特化したオンラインセンターなどを設けると，遠隔地のめまいや前庭リハビリテーションの非専門医や非専門職に対して診断から治療までを常時アドバイスすることも可能となり，専門医と遜色のない診療を遠隔地にも提供することができるかもしれない．今後オンライン診療は，地域偏在化と医療従事者の偏在化を解消し，医療次元，医療資源を問わない前庭リハビリテーションの普及に寄与するものと期待される．

一方で，システムセキュリティーや患者の理解度，安全性，アドヒアランスの問題もある．今後，現地において医療従事者(看護師，理学療法士など)同席で行われる診療形態を活用すると，より確実な実施のうえ，患者の理解度や安全性，治療アドヒアランス，さらには治療効果が高まる可能性がある．

クリニックにおける前庭リハビリテーション

最近，日本めまい平衡医学会から前庭リハビリテーションの診療ガイドライン[8]が発刊され，めまいルーチン治療の一つとして認識されてきている．診療所(以下，クリニック)では，地域に密着した定期的なフォローアップを行うことができるので，むしろ病院より通院アドヒアランスを保つことにアドバンテージがあり，治療の進捗状況を頻回に評価して，トレーニングメニューを調整することも期待できる．しかし，実際には時間やスペース，人員，コスト上の問題から，多くは行われていない現状にある[36]．詳細は他稿に譲るが，これらの課題を克服するためには，リハビリテーションの効率化が第一の鍵と考えられる．そのため，層別化による短時間でコンパクトなプログラム計画，リーフレットや動画解説，日記などの活用，オンライン診療の利用，保険診療の整備などが求められる．そのうえで，理学療法士などメディカルスタッフとの連携を行っていくことも今後望まれる．

治療アドヒアランスの維持

前庭リハビリテーションは様々な治療理論に立脚し，トレーニング法が豊富なうえ，長期間繰り返して行う必要があることから，奏功性を高めるには，動機づけをしたうえでの正確な実施とその

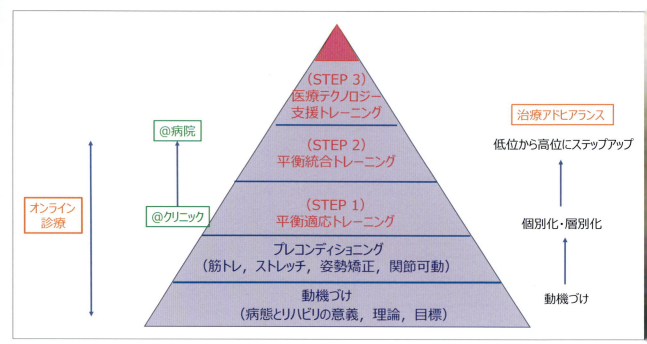

図 2. 前庭リハビリテーションの治療ピラミッド

継続,すなわちアドヒアランスの向上が必要となる.実際,前庭リハビリテーションの完遂率は決して高くない.そのため,患者へのわかりやすいガイダンスとモチベーションの維持は本治療の肝となるところである.今後の展望として,図2に示した治療ピラミッドの底辺事項を強化することを基盤に,簡便でわかりやすいリーフレットの工夫,ゲーミフィケーションの導入 オンラインの活用,理学療法士などの介入などを積極的に取り入れていくことが望まれる.

個別化・層別化

個々の症例ごとにカスタムメードしたトレーニングを行うと効果が大きくなることが知られている[37].しかし,実診療においては,時間や人員的制約などから,十分な個別化を行うことは困難な現状もある.一方,各病態別や病期別,重症度別に層別化することは,診療の一環として可能と思われる.層別化することにより,治療効果が高まることはもとより,治療プログラムを簡便化,時間も短縮できてスムースに治療を進めることができる.患者のアドヒアランスも促される.

今後の前庭リハビリテーションの治療戦略(提唱)

これからの前庭リハビリテーションには,医療圏や医療資源にかかわらず,効果を最大限に発現させることが求められる.そのためには疾患の病態や重症度に合わせて効率的に治療を進めていく必要がある.

図2に筆者が提唱する前庭リハビリテーションの治療ピラミッドを示す.最下段に動機づけ,次段に筋骨格系のストレッチなどプレコンディショニングを位置づけし,これらを事前に行う.トレーニングを治療メカニズムから平衡覚の適応と代用の2段階に分類し,さらに医療支援機器を用いるトレーニングを上段に位置づけ,3段階(STEP 1, 2, 3)から構成される治療プログラムを組む.病態と重症度に合わせてトレーニングレベルを低位から高位へステップアップさせて段階的に実施する[38].

第1段階(STEP 1)として前庭系の適応を促進(左右差を是正)する平衡適応トレーニング,第2段階(STEP 2)で平衡覚(視覚,体性感覚)で前庭覚の代行を行う平衡統合トレーニング,そして第3段階(STEP 3)として医療支援機器(感覚代行デバイス)を用いる医療テクノロジー支援トレーニ

ングを行っている[38][39].

実際，一側前庭障害の代償不全例に対する我々の成績では，STEP 1（6 か月）で約 70％，STEP 2（6 か月）で約 90％が改善し，さらに STEP 3 で約 97％の症例が改善を示し，ADL の著明な向上がみられている.

時間やスペース，人員，コスト上の問題が関係するクリニック診療では，STEP 1（可能なら STEP 2）を行うことが勧められる．70％以上の症例に改善が見込まれる．また，病院では，理学療法士などの介入も考慮しながら，STEP 2 までの治療を行うと，約 90％の症例が改善を示す期待がある．しかし，一定数（約 10％）の症例は改善不十分で難治化するが，通常の施設では STEP 3 に進むことは難しい．今後，STEP 3 の治療を担う各医療テクノロジーの臨床実装が待たれる．また，最上段に位置づけられる，新たな治療概念やデバイスによる治療の開発も望まれる.

おわりに

最近，前庭リハビリテーションガイドライン（2024 年版）が刊行され，同リハビリテーションに対しての認識が高まり注目が集まりつつある[8]. しかし，病院においては徐々に導入されつつも，その活用は十分といえず，いまだ普及も十分とはいえない状況にある．また，難治化症例への対応，対象症例の拡大，患者の治療アドヒアランス，医療者の時間確保，保険収載といった，いくつかの課題も残されている.

難治化している場合には，トレーニングの適正な活用に加え，患者の治療に対する動機づけとアドヒアランスを向上させることが鍵となっていることもあり，そのため，時間をかけての十分な動機づけ，トレーニングの個別化や層別化を行い，さらには理学療法士などのリハビリ専門職との連携による治療体制づくりが求められる．また，難治化症例に対しては医療テクノロジーの応用も試みられているが，平衡機能回復の限界をブレイクスルーするような新たな前庭リハビリテーション技術の開発と臨床実装が待たれる．対象症例に関しては，現在のところガイドラインでは，一側前庭障害後の慢性例となっているが，メニエール病や BPPV など変動性の末梢性めまいや PPPD などの機能性めまい，さらには中枢（前庭）性めまいに対する有効性が検証され，質の高いエビデンスが蓄積されれば，適応となる対象疾患の拡大も期待されるところである．前庭リハビリテーションの普及には，これらの課題が一つひとつクリアになることが必要であるが，なかでも保険収載は欠かせないポイントと思われる．前庭リハビリテーションが保険適用治療となり，めまい・平衡障害の治療モダリティとして急速に普及し，様々な医療施設で広く行われていくことが，近い将来望まれる.

参考文献

1) 武田憲昭：めまいのリハビリテーション 耳石置換法と平衡訓練. 日耳鼻会報, **120**：9-14, 2017.
2) 肥塚 泉：めまいリハビリテーションのエビデンスと神経機構. Equilibrium Res, **77**：288-297, 2018.
3) 山中敏彰：平衡のニューロリハビリテーション―慢性平衡障害への対応―, Equilibrium Res, **71**：120-135, 2012.
4) Cawthorne T：Vestibular injuries. Proc Roy Soc Med, **39**：270-273, 1946.
5) Cooksey FS：Rehabilitation in Vestibular Injuries. Proc Roy Soc Med, **39**：273-278, 1946.
6) McDonnell MN, Hillier SL：Vestibular rehabilitation for unilateral peripheral vestibular dysfunction. Cochrane Database Syst Rev, **1**（1）：CD005397, 2015. doi：10.1002/14651858. CD005397.pub4.
7) Hall CD, Herdman SJ, Whitney SL, et al：Vestibular Rehabilitation for Peripheral Vestibular Hypofunction：An Updated Clinical Practice Guideline From the Academy of Neurologic Physical Therapy of the American Physical Therapy Association. Neurol Phys Ther, **46**：118-177, 2022.
8) 日本めまい平衡医学会（編）：前庭リハビリテーションガイドライン 2024 年版. 金原出版, 2024.

Summary 前庭リハビリテーションの目的や
適応，治療メカニズム，実践的な方法が網羅的
に記述されている，本邦初の前庭リハビリテー
ションに関する診療ガイドライン.

9) 山中敏彰，細井裕司，Kim S ほか：感覚代行技
術による最重度平衡障害の新治療. 耳鼻臨床，
102：527-538, 2009.

10) Xie M, Zhou K, Patro N, et al：Virtual Reality
for Vestibular Rehabilitation：A Systematic
Review. Otol Neurotol, **42**：967-977, 2021.

11) Heffernan A, Abdelmalek M, Nunez DA：Vir-
tual and augmented reality in the vestibular
rehabilitation of peripheral vestibular disor-
ders：systematic review and meta-analysis.
Sci Rep, **11**：17843, 2021. doi：10.1038/s41598-
021-97370-9.

12) Meldrum D, Herdman S, Vance R, et al：Effec-
tiveness of conventional versus virtual reality-
based balance exercises in vestibular rehabili-
tation for unilateral peripheral vestibular
loss：results of a randomized controlled trial.
Arch Phys Med Rehabil, **96**：1319-1328, 2015.

13) Bach-y-Rita P, Collins CC, Saunders FA, et
al：Vision substitution by tactile image projec-
tion. Nature, **221**：963-964, 1969.
Summary 視覚を腰部の触覚で代用して身体
へ入力し，弱視者が文字や動物を認識できる
ことを示した研究で，感覚代行技術を用いた世
界最初の報告.

14) 山中敏彰：感覚代行システムとバランス機能.
Equilibrium Res, **66**：37-39, 2007.

15) Wall C 3rd, Kentala E：Control of sway using
vibrotactile feedback of body tilt in patients
with moderate and severe postural control
deficits. J Vestib Res, **15**：313-325, 2005.

16) Basta D, Rossi-Izquierdo M, Soto-Varela A, et
al：Efficacy of a vibrotactile neurofeedback
training in stance and gait conditions for the
treatment of balance deficits：a double-blind,
placebo-controlled multicenter study. Otol
Neurotol, **32**：1492-1499, 2011.

17) Dozza M, Horak FB, Chiari L：Auditory bio-
feedback substitutes for loss of sensory infor-
mation in maintaining stance. Exp Brain Res,
178：37-48, 2007.

18) Bach-y-Rita P, Kercel SW：Sensory substitu-
tion and the human-machine interface. Trends

Cog Sci, **7**：541-546, 2003.

19) 武田憲昭：前庭代償と平衡訓練—基礎から臨床
への展開—. 日耳鼻会報，**123**(4)：871-873,
2020.

20) 佐藤　豪：両側性前庭障害に対する TPAD によ
る感覚代行を用いた平衡訓練. Equilibrium
Res, **80**：210-215, 2021.

21) Yamanaka T, Sawai Y, Murai T, et al：Long-
term effects of electrotactile sensory substitu-
tion therapy on balance disorders. Neurore-
port, **27**：744-748, 2016.

22) 山中敏彰：感覚代行による前庭リハビリテー
ション. Brain-Machine Interface を用いる治
療「めまいの新しい治療・将来展望」. JOHNS,
32：97-102，2016

23) San-Juan D, Dávila-Rodríguez DO, Jiménez
CR, et al：Neuromodulation techniques for
status epilepticus：A review. Brain Stimul,
12：835-844, 2019.

24) Iwasaki S, Yamamoto Y, Togo F, et al：Noisy
vestibular stimulation improves body balance
in bilateral vestibulopathy. Neurology, **82**：
969-975, 2014.

25) Johkura K, Kudo Y, Sugawara E, et al：Effects
of cerebellar magnetic stimulation on chronic
post-lateral medullary infarction dizziness：A
proof-of-principle cohort study. Neurol Sci,
392：56-62, 2018.

26) Stampacchia G, Gazzotti V, Olivieri M, et al：
Gait robot-assisted rehabilitation in persons
with spinal cord injury：A scoping review.
Neurorehab, **51**：609-647, 2022.

27) 厚生労働省：オンライン診療に関するホーム
ページ「オンライン診療の適切な実施に関する
指針」(平成 30 年 3 月 30 日医政発). https://
www.mhlw.go.jp

28) 日本耳鼻咽喉科頭頸部外科学会　耳鼻咽喉科医
療 DX ワーキンググループ(座長：大森孝一)：
「耳鼻咽喉科頭頸部外科のオンライン診療の手
引き」(2023 年 4 月 3 日作成).

29) 山中敏彰：めまいのインターネット医療—オン
ラインによる医療情報と相談，診療—.
JOHNS, **35**：1481-1486, 2019.

30) 日本医学会連合作成：オンライン診療の初診に
関する提言(2021 年 6 月 1 日版).

31) Meinhardt G, Perez N, Sharrer C, et al：The
Role of Telemedicine for Evaluation and Man-

agement of Dizzy Patients：A Systematic Review. Otol Neurotol, 44：411-417, 2023.

32）Geraghty AWA, Essery R, Kirby S, et al：Internet-Based Vestibular Rehabilitation for Older Adults With Chronic Dizziness：A Randomized Controlled Trial in Primary Care. Ann Fam Med, 15：209-216, 2017.

33）van Vugt VA, Bosmans JE, Finch AP, et al：Cost-effectiveness of internet-based vestibular rehabilitation with and without physiotherapy support for adults aged 50 and older with a chronic vestibular syndrome in general practice. BMJ Open, 10(10)：e035583, 2020. doi：10.1136/bmjopen-2019-035583.

34）山中敏彰：めまい診療における遠隔医療 JOHNS, 39：1231-1236, 2023.
Summary めまいのオンライン診療における，診断と治療の進め方や注意点などめまい疾

患の診療アルゴリズムが解説されている．

35）伏木宏彰：ICT を活用しためまい診療の取り組み―遠隔医療・オンライン診療に向けての課題―. Otol Jpn, 32：177-183, 2022.

36）山中敏彰：オフィス診療での前庭リハビリテーション/平衡訓練の実践と有用性. 日耳鼻会報, 125：517-518, 2022.

37）Kellerer S, Amberger T, Schlick C, et al：Specific and individualized instructions improve the efficacy of booklet-based vestibular rehabilitation at home- a randomized controlled trial(RCT). J Vestib Res, 33：349-361, 2023.

38）山中敏彰：めまいリハビリテーションの段階的治療戦略―代償不全の前庭障害―. Equilibrium Res, 75：219-227, 2016.

39）山中敏彰：Human-Machine Interface を用いる前庭感覚代行バイオフィードバック療法. Equilibrium Res, 76：180-187, 2017.

FAX による注文・住所変更届け

改定：2024 年 1 月

　毎度ご購読いただきましてありがとうございます．

　読者の皆様方に弊社の本をより確実にお届けさせていただくために，FAX でのご注文・住所変更届けを受けつけております．この機会に是非ご利用ください．

◎ご利用方法

　FAX 専用注文書・住所変更届けは，そのまま切り離して FAX 用紙としてご利用ください．また，注文の場合手続き終了後，ご購入商品と郵便振替用紙を同封してお送りいたします．**代金が税込 5,000 円をこえる場合，代金引換便とさせて頂きます．**その他，申し込み・変更届けの方法は電話，郵便はがきも同様です．

◎代金引換について

　代金が税込 5,000 円をこえる場合，代金引換とさせて頂きます．配達員が商品をお届けした際に，現金またはクレジットカード・デビットカードにて代金を配達員にお支払い下さい(本の代金＋消費税＋送料)．(※年間定期購読と同時に 5,000 円をこえるご注文を頂いた場合は代金引換とはなりません．郵便振替用紙を同封して発送いたします．代金後払いという形になります．送料は，定期購読を含むご注文の場合は弊社が負担します)

◎年間定期購読のお申し込みについて

　年間定期購読は，1 年分を前金で頂いておりますため，代金引換とはなりません．郵便振替用紙を本と同封または別送いたします．送料弊社負担，また何月号からでもお申込み頂けます．

　毎年末，次年度定期購読のご案内をお送りいたしますので，定期購読更新のお手間が非常に少なく済みます．

◎住所変更届けについて

　年間購読をお申し込みされております方は，その期間中お届け先が変更します際，必ずご連絡下さいますようよろしくお願い致します．

◎取消，変更について

　取消，変更につきましては，お早めに FAX，お電話でお知らせ下さい．

　返品は，原則として受けつけておりませんが，返品の場合の郵送料はお客様負担とさせていただきます．その際は必ず弊社へご連絡ください．

◎ご送本について

　ご送本につきましては，ご注文がありましてから約 1 週間前後とみていただきたいと思います．

◎個人情報の利用目的

　お客様から収集させていただいた個人情報，ご注文情報は本サービスを提供する目的(本の発送，ご注文内容の確認，問い合わせに対しての回答等)以外には利用することはございません．

　その他，ご不明な点は弊社までご連絡ください．

株式会社 全日本病院出版会
〒 113-0033 東京都文京区本郷 3-16-4-7F
電話 03(5689)5989　FAX03(5689)8030　郵便振替口座 00160-9-58753

年　月　日

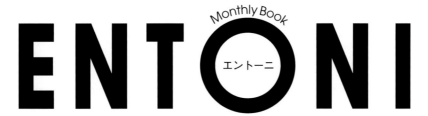

FAX 専用注文書

「Monthly Book ENTONI」誌のご注文の際は，このFAX専用注文書もご利用頂けます．また電話でのお申し込みも受け付けております．毎月確実に入手したい方には年間購読申し込みをお勧めいたします．また各号1冊からの注文もできますので，お気軽にお問い合わせください．

バックナンバー合計
5,000円以上のご注文
は代金引換発送

—お問い合わせ先—
㈱全日本病院出版会　営業部
電話　03(5689)5989　　FAX　03(5689)8030

□年間定期購読申し込み　No.　　　から

□バックナンバー申し込み

No. - 冊	No. - 冊	No. - 冊	No. - 冊
No. - 冊	No. - 冊	No. - 冊	No. - 冊
No. - 冊	No. - 冊	No. - 冊	No. - 冊
No. - 冊	No. - 冊	No. - 冊	No. - 冊

□他誌ご注文
冊　　　　　　　　　　　　冊

お名前	フリガナ　　　　　　　　　　　　　　　㊞	電話番号

ご送付先	〒　－
	□自宅　　□お勤め先

領収書　無・有　（宛名：　　　　　　　　　　　　　　　）

FAX 03-5689-8030 全日本病院出版会行

全日本病院出版会行

FAX 03-5689-8030

年　　月　　日

住 所 変 更 届 け

お名前	フリガナ	
お客様番号		毎回お送りしています封筒のお名前の右上に印字されております8ケタの番号をご記入下さい。
新お届け先	〒　　　　　　　　　都 道 　　　　　　　　　　府 県	
新電話番号	（　　　　　　）	
変更日付	年　　月　　日より	月号より
旧お届け先	〒	

※ 年間購読を注文されております雑誌・書籍名に✓を付けて下さい。

☐ Monthly Book Orthopaedics （月刊誌）

☐ Monthly Book Derma. （月刊誌）

☐ Monthly Book Medical Rehabilitation （月刊誌）

☐ Monthly Book ENTONI （月刊誌）

☐ PEPARS （月刊誌）

☐ Monthly Book OCULISTA （月刊誌）

FAX 03-5689-8030

全日本病院出版会行

Monthly Book ENTONI バックナンバー

2025. 2. 現在

No.248　編集企画／神田幸彦
補聴器・人工中耳・人工内耳・軟骨伝導補聴器
　―聞こえを取り戻す方法の比較―

No.249　編集企画／將積日出夫
エキスパートから学ぶめまい診療
【増大号】4,800 円+税

No.250　編集企画／藤枝重治
詳しく知りたい！舌下免疫療法

No.253　編集企画／小林一女
聴覚検査のポイント―早期発見と適切な指導―

No.257　編集企画／市村恵一
みみ・はな・のどの外来診療 update
　―知っておきたい達人のコツ 26―
【増刊号】5,400 円+税

No.262　編集企画／中田誠一
ここが知りたい！ CPAP 療法

No.263　編集企画／小林俊光
エキスパートから学ぶ最新の耳管診療
【増大号】4,800 円+税

No.266　編集企画／室野重之
知っておきたいみみ・はな・のどの感染症
　―診断・治療の実際―

No.267　編集企画／角南貴司子
"めまい"を訴える患者の診かた

No.269　編集企画／鈴木幹男
耳鼻咽喉科頭頸部外科手術の危険部位と合併症
　―その対策と治療―

No.270　編集企画／櫻井大樹
耳鼻咽喉科医が知っておきたい薬の知識
　―私はこう使う―
【増刊号】5,400 円+税

No.271　編集企画／伊藤真人
子どもの難聴を見逃さない！

No.272　編集企画／朝蔭孝宏
高齢者の頭頸部癌治療
　―ポイントと治療後のフォローアップ―

No.273　編集企画／吉川 衛
Step up！ 鼻の内視鏡手術―コツと pitfall―

No.274　編集企画／平野 滋
みみ・はな・のど アンチエイジング

No.275　編集企画／欠畑誠治
経外耳道的内視鏡下耳科手術（TEES）

No.276　編集企画／吉崎智一
耳鼻咽喉科頭頸部外科　見逃してはいけないこの疾患
【増大号】4,800 円+税

No.277　編集企画／折田頼尚
どうみる！頭頸部画像―読影のポイントと pitfall―

No.278　編集企画／木村百合香
耳鼻咽喉科領域におけるコロナ後遺症
　―どう診る，どう治す―

No.279　編集企画／工 穣
オンライン診療・遠隔医療のノウハウ
　―海外の状況も含めて―

No.280　編集企画／藤本保志
嚥下障害を診る

No.281　編集企画／山﨑知子
ヒトパピローマウイルス（HPV）
　―ワクチン接種の積極的勧奨にあたり知っておくべき知識―

No.282　編集企画／萩森伸一
顔面神経麻痺を治す

No.283　編集企画／守本倫子
見逃さない！子どものみみ・はな・のど外来診療
【増刊号】5,500 円+税

No.284　編集企画／山本 裕
みみを診る―鑑別診断のポイントと治療戦略―

No.285　編集企画／三澤 清
頭頸部癌治療の新しい道―免疫・薬物療法―

No.286　編集企画／清水猛史
アレルギー性鼻炎・慢性副鼻腔炎の薬物療法
　―適応と効果―

No.287　編集企画／古川まどか
頭頸部外来診療におけるエコー検査活用術

No.288　編集企画／堀井 新
めまい検査を活用しよう―適応と評価―

No.289　編集企画／大島猛史
みみ・はな・のどの"つまり"対応
【増大号】4,900 円+税

No.290　編集企画／山下 勝
大人と子どもの首の腫れ

No.291　編集企画／楯谷一郎
頭頸部外科領域における鏡視下・ロボット支援下手術

No.292　編集企画／近松一朗
知っておくべきアレルギー・免疫の知識

No.293　編集企画／角田篤信
みみ・はな・のど診療に内視鏡をどう活かすか？

No.294　編集企画／細井裕司
軟骨伝導聴覚―耳鼻咽喉科医に必要な知識―

No.295　編集企画／高野賢一
扁桃手術の適応と新しい手技

No.296　編集企画／曾根三千彦
みみ・はな・のど鑑別診断・治療法選択の勘どころ
【増刊号】5,500 円+税

No.297　編集企画／小川恵子
漢方治療を究める

No.298　編集企画／藤原和典
外来でみる甲状腺疾患

No.299　編集企画／野口佳裕
知っておきたい耳鼻咽喉科の遺伝性疾患
　―診断と対応―

No.300　編集企画／堤 剛
めまい―診断と鑑別のポイント―

No.301　編集企画／阪本浩一
聞き取り困難症―検出と対応のポイント―

No.302　編集企画／田中康広
第一線のエキスパートが教える耳科・鼻科における
術前プランニングと手術テクニック
【増大号】4,900 円+税

No.303　編集企画／小川武則
リハビリテーションを活かそう
　―耳鼻咽喉科頭頸部外科領域―

No.304　編集企画／林 達哉
"口とのど"の悩みに応える

No.305　編集企画／矢野寿一
手元に 1 冊！抗菌薬の適正使用ガイド

No.306　編集企画／岩崎 聡
年代別 補聴器・人工内耳装用の実際

通常号⇒ No.278 まで 本体 2,500 円+税
　　　　No.279 以降 本体 2,600 円+税

※その他のバックナンバー，各目次等
　の詳しい内容は HP
　（www.zenniti.com）をご覧下さい．

次号予告

どう見分ける？ 外リンパ瘻

No. 308（2025 年 4 月号）

編集企画／埼玉医科大学教授　　　池園哲郎

外リンパ瘻の診断基準の変遷，
　病態研究の歴史　　　　　　　　松田　　帆
検　査
　1）瘻孔症状　　　　　　　　　春日麻里子ほか
　2）CTP 検査　　　　　　　　　北原　智康
原因・誘因から考える外リンパ瘻
　1）外傷：中耳直達外傷と頭部外傷
　　　　　　　　　　　　　　　　小林　泰輔
　2）圧外傷後の難聴・めまい　　犬塚　義亮ほか
　3）スキューバダイビングに起因する
　　　圧外傷後の難聴・めまい　　三保　　仁
症状から考える外リンパ瘻
　1）急性感音難聴　　　　　　　佐々木　亮
　2）変動性難聴・反復性難聴　　李　　佳奈ほか
　3）進行性難聴　　　　　　　　根本　俊光
　4）慢性めまい　　　　　　　　前田　幸英
保存的治療と手術治療　　　　　久保　和彦

編集顧問：本庄　　巌	京都大学名誉教授	
小林　俊光	仙塩利府病院 耳科手術センター長	No. 307　編集企画： 山中敏彰　近畿大学教授
編集主幹：曾根 三千彦	名古屋大学教授	
香取　幸夫	東北大学教授	

Monthly Book ENTONI No.307

2025 年 3 月 15 日発行（毎月 1 回 15 日発行）
　　定価は表紙に表示してあります．

Printed in Japan

発行者　　末　定　広　光
発行所　　株式会社　全日本病院出版会
〒 113-0033 東京都文京区本郷 3 丁目 16 番 4 号 7 階
　　　　　電話（03）5689-5989　Fax（03）5689-8030
　　　　　郵便振替口座 00160-9-58753

© ZEN・NIHONBYOIN・SHUPPANKAI, 2025

印刷・製本　三報社印刷株式会社　　　電話（03）3637-0005
広告取扱店　株式会社文京メディカル　電話（03）3817-8036

・本誌に掲載する著作物の複製権・翻訳権・上映権・譲渡権・公衆送信権（送信可能化権を含む）は株式会社全日本病院出版会が保有します．

・ JCOPY ＜（社）出版者著作権管理機構　委託出版物＞
本誌の無断複写は著作権法上での例外を除き禁じられています．複写される場合は，そのつど事前に，（社）出版者著作権管理機構（電話 03-5244-5088, FAX 03-5244-5089, e-mail: info@jcopy.or.jp）の許諾を得てください．
本誌をスキャン，デジタルデータ化することは複製に当たり，著作権法上の例外を除き違法です．代行業者等の第三者に依頼して同行為をすることも認められておりません．